苏凤哲◎著

别让湿气伤了你

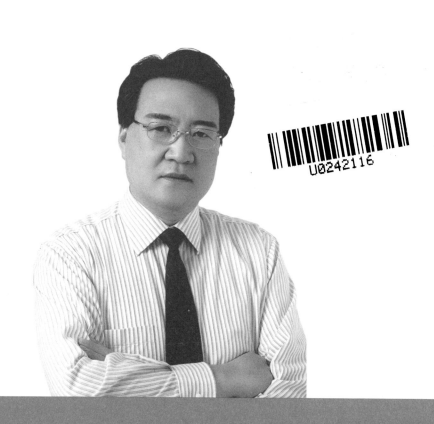

U0242116

石油工业出版社

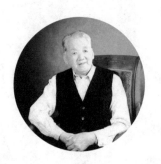

　　随着社会的进步、气候环境的变迁，尤其是生产、生活方式的改变，人类疾病谱也悄然发生了诸多变化。湿病已成为危害人体健康的重要因素，本书从调理五脏入手，辨证祛湿，注重食疗与经络穴位的结合，是一本较为实用的祛湿科普读物，特予推荐。

路志正

首届国医大师

前　言

"十人九湿"并非夸张的说法。随着社会的发展和生活方式的改变，湿病也呈现逐步高发的趋势，成为威胁现代人健康的劲敌。不少人在长期不良的生活习惯和环境的共同作用下，体内开始滋生湿气。如果你觉得头昏、身体沉重、疲劳、没精神，人也懒得动……这就表示你可能"招惹"上湿气了。一旦湿气超出人体的适应度，就会影响人体自身的代谢机能，久之对身体造成危害，甚至缠绵难愈，形成重症、危症。

古人总结"千寒易除，一湿难去"，同时"湿性黏浊，如油入面"，湿与寒在一起叫寒湿，与热在一起叫湿热，与风在一起叫风湿。如果只是单纯的寒邪、热邪、风邪，我们可以温之、清之、散之，可一旦招惹上湿，病邪就会变得黏腻，胶着难去，给治疗带来很多麻烦。

我的导师国医大师路志正先生是国内著名的湿病专家，他自20世纪70年代就潜心研究湿病，先后提出"百病皆由湿作祟""北方亦多湿"的观点，出版了我国第一本湿病专著《中医湿病证治学》。他认为，脾胃虚方能生湿，治湿与调理脾胃是分不开的。2005年，我拜路老为师，在学习和应诊的过程中，我对湿症也产生了浓厚兴趣；2008年，我在广安门医院从事博士后临床研究工作，所传承的主要是路老的脾胃病、湿病临床经验；2016年，相关部门为我设立了"苏凤哲湿病工作室"，支持湿病的临床与传承工作。

为了使人们了解湿，我在山东电视台的《家有大中医》、青岛电视台的《民生开讲》等栏目中也曾讲述了湿的危害、预防以及应对方法。多年来，我也一直想写一本科普性的图书，以使人们了解、掌握湿病的有关知识与防范措施。

这本书旨在以通俗易懂的方式为广大读者提供健康科普知识，全书阐述了祛湿的基本原理，以及如何运用穴位、运动、食疗等方法祛湿。为了便于读者的操作与使用，书中配以大量精美而实用的图片，以及兼具理论与实用性的微课。书中内容都是依据多年来的临床经验写成，虽文笔有限，但能为广大读者提供切实有效的防湿、除湿方法，为大众健康提供一些帮助，从此"大病不来找，小病不缠身"，这也是我们医务工作者的初衷。

苏凤哲

2020 年 2 月

目 录

第一章　湿邪缠身，百病入侵：湿是健康的"第一杀手"

有句古话："千寒易除，一湿难去。"湿气被认为是万病之源，对人体的伤害缓慢而隐蔽。一旦湿气进入体内，可能导致身体代谢紊乱，从而引发各种疾病。湿气是危害健康的头号杀手！从源头抓起，了解湿的信号以及湿的根源，轻松防湿祛湿，以防湿邪缠身。

第二章 攘外必先安内：调好五脏，湿邪自去

水液在人体内的代谢是一个系统工程。在这一过程中，心肝脾肺肾五脏各有分工，它们的功能或好或坏，都直接关系着水液的代谢正常与否。五脏之中，任何一方出了问题，水液的代谢就会遇到阻碍，水湿聚集，湿邪便会悄然产生。调好五脏，成为祛湿的关键。

第三章 大病预防，先要除湿：对症除湿才是关键

中医说湿"如油入面"，湿聚为痰，形成痰湿，湿与寒在一起叫寒湿，与热在一起叫湿热，与风在一起叫风湿，与暑在一起叫暑湿。湿邪伤人不像暴风骤雨那样猛烈，而是慢慢渗透。祛湿首先要分清自己的体质，了解湿的个性，才能排出湿邪。

第四章　湿气一除，百病皆无：常见病的祛湿防治宝典

湿邪伤人，外至皮肤、肌肉、筋脉关节，内至五脏六腑，无处不到。祛湿是应对各种小毛病的关键，抓住不同湿邪的特点，阻断湿病的源头，使湿邪无处藏身，病便不会再找来。

第五章 健康生活，无病到天年：让身体从此远离湿邪

经常听人发出这样的困惑："我怎么会湿病缠身呢？"实际上，这个问题的答案就在于我们自身。人体所产生的湿与我们生活规律的紊乱及不良习惯脱不开关系。我们可以从生活细节入手，通过一些小方法祛除湿邪。

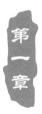

第一章

湿邪缠身，百病入侵：
湿是健康的"第一杀手"

有句古话："千寒易除，一湿难去。"湿气被认为是万病之源，对人体的伤害缓慢而隐蔽。一旦湿气进入体内，可能导致身体代谢紊乱，从而引发各种疾病。湿气是危害健康的头号杀手！从源头抓起，了解湿的信号以及湿的根源，轻松防湿祛湿，以防湿邪缠身。

扫一扫，听微课

我有湿气吗？怎么知道自己体内是否有湿气

读懂身体的求救信号

日常生活中，经常听到有人把"湿"字挂在嘴边，比如某人抱怨自己喝凉水都发胖时，大家会说："你喝水都长胖，肯定湿气太重了。"有时你感觉身体困重，父母可能会问："是不是身体有湿气？"碰到经常口腔溃疡的人，朋友会说："体内肯定有湿热。"由此可见，湿在我们身边是广泛存在的。

如何判断体内有没有湿呢？人的身体是一个复杂的系统，一旦身体某个部位出现了不寻常的状态，或许这就是身体发出的"求救信号"。

⊙ 信号一：头发油腻，头昏脑涨

特征：头发油多，脱发，白发增多；头昏，白天犯困，无精打采。

湿气重的人，头发可能很油，必须天天洗头发，也有可能导致脱发或白发增多，最常见的就是脂溢性脱发。

此外，如果感觉头上像裹着一床被水浸湿了的被子，头脑昏沉，或者经常无精打采、不能高效率地处理事情，也需要引起注意。

⊙ 信号二：舌体胖，舌苔厚，有齿痕

特征：舌苔厚腻，舌体胖大。

在五官中，舌头是湿气过重的"警报器"。体内湿气比较重的人会在舌头上有所反映，这就是中医的舌诊。医生一般是怎么看出来的呢？

看舌苔是否变厚：健康人的舌苔一般为薄白苔，舌头很干净。如果

体内水湿停聚，继而使体内浊气蓄积，其由胃气熏蒸而上，则可使舌苔厚腻。

看舌头是否较宽：舌头宽度一般小于口腔内部宽度，离牙齿还有一段距离，舌头和牙齿很少"亲密接触"。体内湿气重的人，舌头部位的水分比较多，舌头因为水分过多会产生肿胀，从而碰到牙齿，久而久之形成"锯齿舌"。

看舌身是否变厚：健康人的舌头厚薄适中且吐字清晰。体内湿气重的人，体内多余水分不能及时排出，导致身体出现水肿，舌身变厚就是水肿的表现，舌头长期在水分的浸润下，厚度会有所增加。

⊙ 信号三：皮肤痒，皮肤变差

特征：皮肤痒，皮肤湿疹，皮肤长癣、起疱，皮肤软疣，黑痣，白癜风。

很多有痤疮或者湿疹的人体内都有湿热。身体的湿热不能从毛孔排出，湿热熏蒸，久之就会出现瘙痒、湿疹、起疱等一系列的皮肤问题。这种类型的皮肤问题通常还伴有大便不成形、黏滞不爽、口苦等症状。

如果你也有这些问题，不妨反思下自己的生活习惯。比如日常生活中是否贪恋冷饮、嗜好辛辣或肥腻之物；是否睡得晚、爱熬夜；是否居住在潮湿的环境中；是否在洗澡或出汗后没及时擦干……从这些角度去恢复一个健康的生活状态，再配合医生的治疗调理，皮肤问题才能得以解决。

⊙ 信号四：大便小便不爽利

特征：腹痛，大便稀溏、黏滞不爽，大便发散、稀水样便，吃凉东西则腹泻，便秘，肛门下坠，下腹痛遇凉加重。

当湿气过重，大便会变得比较稀溏、很难成形，而小便看起来比较浑浊，女性患者会表现出白带增多的症状，男性则会出现阴部瘙痒的情况。

大便不成形的情况相信很多人都经历过。那么如何明确大便与湿气的关系呢？

如果大便后总有一些黏在马桶上，很难冲下去，这就是体内有湿的一种表现。也可以看卫生纸的用量，大便正常的话，一张卫生纸就能擦干净，但体内有湿的人，一张卫生纸是不够用的，要多用几张才行。

此外，可以查看大便的颜色和形状。正常的大便是金黄色的、香蕉形的，若是青色的、绿色的，而且成形的少，可能体内湿气较重。

湿气重的表现

头昏脑涨，白天犯困，无精打采，头发油腻，脱发、白发增多。

五官

眼浮肿，眼袋下垂，眼眵多，流眼泪，黑眼圈；鼻塞，流鼻涕；嗓子不清楚，咽部有痰，形成梅核气；耳鸣，耳内流水；口干，口苦，口臭，口疮，舌糜烂；脸上长斑，满脸油光；舌苔厚腻，舌体胖大。

颈部沉重疼痛、酸困，转动不利。

皮肤

皮肤痒，皮肤湿疹，皮肤长癣、起疱，皮肤软疣，黑痣，白癜风。

心

心悸，心律不齐，胸闷憋气，气短，入睡难，睡眠易醒，睡眠打鼾。

肺

咳嗽，白痰或黄痰，气喘，咽部有痰，胸痛。

胃肠

食欲不振，泛酸，打嗝，胃胀，胃痛，胃部发凉，不敢吃凉东西；腹痛，大便稀溏、黏滞不爽，大便发散，稀水样便，吃凉东西则腹泻，五更泻，便秘，肛门下坠，下腹痛遇凉加重。

肝肾

恶心，两胁胀满疼痛，阴囊潮湿，阴囊湿疹瘙痒；腰酸乏力，对房事不感兴趣，小便不利，尿不畅，尿频，尿失禁，尿液浑浊、有异味。

白带

白带多，白带发黄、有异味，白带如水，阴部瘙痒。

*如果您出现了两个及以上上述症状，说明您该采取一些方法祛湿了。

人体的湿气到底是怎么回事

湿到底是什么呢？中医认为，湿是存在于大自然中的物质，一年有春夏秋冬四季的更替，伴有风、寒、暑、湿、燥、火六种气候的变化，中医将之称为"六气"。六气之中，湿为之首，湿气滋润大地，万物赖以生长。

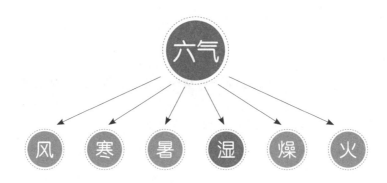

人体也是如此，我们知道人体70%是水分，婴儿可能会达到80%，老年人水分逐渐减至60%~65%。水湿参与人体的生理和代谢活动，能调节体温，对于皮肤、关节可起到营养、滋润的作用，也是口腔、眼睛及各种腺体的润滑剂。正因如此，不管是传统中医还是现代医学都很看重人体内的水液代谢。

但是，当湿气太盛超过人体的承受能力，或者人体正气虚弱，多余的水湿不能通过尿、汗等排泄出去，就会在体内积聚变成异常的、病理的湿邪。从这一点看，湿气和湿邪是相对存在的，湿既有好的一面也有坏的一面。

从湿的源头来看，湿可分为外湿和内湿。很多中老年人有这样的经历，如果长期待在潮湿的环境中，就很容易腰酸腿痛，这其实是外湿引起内湿所致。

外湿，简而言之就是来自大自然、居住环境等外界的湿气。你一定经历过夏季的桑拿天吧，天气闷热难耐，稍微活动下，就会汗流浃背。这样的天气，水湿弥漫在空气中，湿度大，人会觉得很难受。尤其在我国的南方及沿海城市，多热多水，湿度甚至能达到100%。除了来自天气的外湿，冒雨涉水、居处湿地或者长期在地下室居住或工作等，都会招来外湿而产生湿病。

内湿就是来自人体内的湿气。中医认为，脾胃是产生、运化水湿的主要器官，一旦脾胃功能失调，水湿不能得到及时的转输，就会造成体内水湿泛滥，产生湿病。现在，人们生活条件好了，肥甘厚味、煎炒烹炸比比皆是，酒足饭饱天天如此，久之就伤了脾胃。

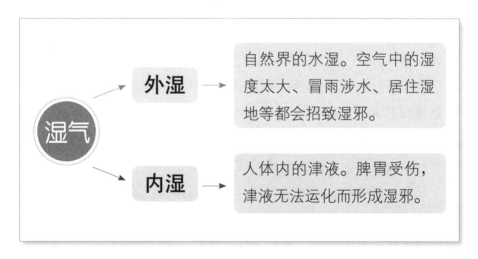

除了饮食不当，现代人缺乏运动、工作过于紧张、经常熬夜等不良习惯也都会导致脾胃受损，催生更多的湿病患者。

体虚——湿邪伤人的根本原因

中医有句很有名的话"正气存内，邪不可干"。如果我们的身体正气强盛，五脏六腑各司其职，气血流通顺畅，即使有风、寒、湿、热等外邪入侵，也不会损伤身体。

湿无处不在，每一天我们都在自觉或不自觉地感受着外湿，内湿也在参与着人体的系统代谢。内湿和外湿的存在，不一定就会让人患上湿病。只有在人体正气虚弱、抵抗力下降的情况下，湿邪才作为病邪伤害人体，从而产生诸多病症。

◎ 肺脾肾是水湿代谢的关键

在中医看来，是否生病在很大程度上取决于人体正气的强弱。那么，身体哪些不足会招致湿邪内停呢？

首先，肺主皮毛功能，卫气虚弱，人体固护肌表的能力下降，会招致湿邪乘虚而入。什么是卫气呢？从字面理解就是护卫身体肌表之气。如果卫气虚弱，我们的身体就像城楼失去了防守一样，一旦有外敌入侵，很容易就会被"破城而入"。

其次，脾胃的运化功能减退。脾胃是水湿代谢的器官，负责津液的生成、运行与输送、分布，一旦它的运化功能减退，水湿就会在体内聚集，湿聚为痰，痰阻为瘀，进而产生诸多病症。

再次，肾功能失常。肾是水湿的开关，水湿的排泄依赖肾。肾有固摄功能，当需要排出水湿时，肾会打开"开关"，排出尿液、汗水等；反之，肾会关上"开关"。如果肾功能失常，开关不利，就会令水湿泛滥。

最后，经络气血的运行、筋脉通畅与否，与水湿的代谢也都密切相关。如果某一部位经络气血运行不利，就会造成局部的水湿停聚，并产生相应症状。

◎ 湿邪伤体，哪儿虚伤哪儿

湿邪伤人，多侵犯哪些部位呢？根据各组织器官功能的盛衰，往往身体的最薄弱处容易受到湿邪的侵袭。

脾胃虚弱、消化力差的人，湿邪入侵会进一步损伤脾胃，形成代谢病，如糖尿病、痛风、高脂血症等。

肝肾不足、骨骼筋脉失于濡养的人，湿气内侵可直接入筋脉关节，导致骨痹、滑膜炎、骨质增生、骨性关节炎、颈腰椎病变等。

肾虚气化不利的人，湿气入侵，进一步损伤肾的气化功能，造成水湿内停，会出现浮肿、小便不利、尿蛋白、前列腺病变，甚至肾功能衰竭等。

脾虚湿重的人，不管是内湿还是外湿，一旦伤人就会导致脾阳受损，水湿泛滥胃肠，人就会出现腹胀、食欲不振、大便稀溏、腹泻、五更泻、腹痛等。

平时头部不清楚、睡眠不好的人，湿气入侵可导致头痛加重、头昏不清、记忆力下降、耳鸣、耳聋，甚至顽固性失眠。

平时吸烟或者容易感冒的人，湿气犯肺可导致咳嗽，咳痰难以痊愈，久之形成肺结节、肺癌。

气血不足、肝脾肾功能失调的人，复感于湿，可导致全身功能紊乱，发生免疫性疾病，如类风湿关节炎、干燥综合征、红斑狼疮等。

脾肾虚、冲任带脉不调的女性，感受湿气后，则会出现妇科基本病症，如月经不调、白带过多、不孕症及妊娠、产后诸病。

这些病症，虽然不能全面概括湿病，但足以说明多数湿病的发生均与体虚及内脏失调有关。

十人九湿：湿邪都是自己惹的祸

现代科技越来越发达，医疗技术也越来越先进，可是亚健康和慢性病的人数却是越来越多。究其原因，跟湿邪的"猖狂作祟"有一定关系，风邪、寒邪、热邪等邪气虽然也会使人生病，但相对单纯，也更好区分。唯有湿邪，缠绵难愈，且很少"单独作战"，常与风、寒、热等邪气一起伤人，给治疗带来难度。

最好的治疗方法是从源头上防止湿邪害人，这需要我们从生活中的细微处入手，不给湿邪生长的土壤。其实，那些错误的行为习惯才是最可怕的敌人，它会在一点一滴中伤害身体，而人却不自知。

◎ "吃"不当可导致湿病

一是过食生冷。尤其是夏天，好多年轻人都喜欢进食生冷食物来解暑，许多凉性食物如冰激凌、啤酒等，均可造成体内的湿气过重，影响脾胃运化水湿的功能，从而导致水湿内停，引起食欲不振、呕吐、腹痛、腹泻等症状。

二是喝酒助湿。酒是饮品，湿气最重。喜欢喝酒的人，久而久之都会出现湿气内停。对有些人而言，喝酒是导致湿气重的根本原因，尤其是喝"大酒"、长期喝酒等。湿气内停，进而损伤肝脾功能，出现酒精肝、肝硬化、肝癌等疾病。

三是肥甘厚味。饮食以清淡、均衡为好，油腻、过咸、过甜等肥甘厚味，容易损伤脾胃功能，导致脾胃运化功能失调，出现腹胀、泛酸、打嗝、大便不正常等消化不良症状。

◎ "穿"不当可导致湿病

一是穿衣太少。穿衣服不注意保暖，尤其是年轻人喜欢穿过薄的衣服，这种"只要风度，不要温度"的做法，很容易导致湿邪入侵。尤其在秋冬季，一定要注意保暖，及时更换衣服。

二是不及时加衣。夏天，室外气温很高，空调区温度骤降，要及时添加衣服，尤其是老年人，要特别注意加衣保暖，防止湿气入侵。

三是浴后裹头。中医认为"头为诸阳之会"，十二经脉气血皆上行于头部，风、寒、湿邪均可伤及头部，故要十分注意护头。有的人洗澡后，喜欢用毛巾裹住头部，这样会使头部感受湿气，湿性黏腻，易伤阳气，就会出现"因于湿，首如裹"，头部昏沉等症状，因此，洗澡后要尽快把头发吹干。

◎ "住"不当可导致湿病

一是居住潮湿。人在阴暗潮湿的地方居住时间长了，体内就会生湿。我有个朋友曾因环境所迫，在地下室办公。一个月后觉得腰部酸痛，感觉受湿了，于是搬到地上，几天后腰痛缓解。这说明居住潮湿的地方，会造成湿气内停，因此大家要尽量避免。

二是通风不好。长期在密闭的环境下，潮气重、不通风，久之就会感受湿气，因此要注意所处环境，不要在密闭空间停留过长时间，注意开窗通气及打开除湿设施。

三是睡眠不足。每天至少七个小时的睡眠，是身体养生的基本需求。按照需求，人应该在晚上11点前入睡，次日6点后起床，如果睡眠不够，也会造成脾胃运化功能减退，湿气内停，久之影响健康，可导致多种疾病发生。

晚上11点到凌晨3点是肝胆经当令的时间，此时不睡会影响肝胆功能。脾胃的运化全依赖肝胆的功能，肝胆养不好，脾胃功能也会受到损伤。另外，晚上要注重阳气的潜藏，9 点后不宜洗澡、吃饭及从事体力活动，如果此时有过多的运动，会使阳气外浮，身体抵抗力也会下降。

◎ "行"不当可导致湿病

一是不爱运动。中医认为"动则生阳"，也就是说活动可以产生身体内的阳气，阳气可驱除湿邪。金元时期中医脾胃大家李东垣的"升阳除湿"法，与此有相通之处。运动可以排湿，如果每天懒得动，体内积蓄的湿气排不出来，久之就会造成湿气内停。运动少的人，会出现身体沉重、四肢无力等湿气重的症状。有氧运动，如慢跑、健走等，可促进身体水湿的代谢，加速"排湿"。

二是久坐伤身。脾胃主肌肉四肢，《黄帝内经》中说"久坐伤肉"，所谓伤肉，实际伤的是脾胃。脾胃受伤，运化水湿的功能失调，就会造成水湿停聚于体内。所以要想摆脱湿气缠身，还要动起来，可根据自己的情况选择健步走、慢跑、太极拳、八段锦等。

三是多吹空调。尤其是年轻人，夏天喜欢开空调，并把温度调得很低，这对身体是非常不好的。夏天出汗后，进入空调房间，由于温度降低，汗孔闭合，应该发汗但发不出来，体内的湿气也排不出去，这样就会造成湿气的停聚。因此开空调要适当，温差不要太大，湿气较重时，最好开启除湿功能。

扫一扫，看精品视频
远离长痘痘的尴尬

疼痛，可能是湿邪在作祟

适值八月初，秋后一伏刚刚开始，虽然早晚有了一丝凉意，但闷热的天气依然眷顾着大地。长夏季节有一个显著特点，即雨水多、湿气重，人很容易感受外界的湿气而发病。每到此时，颈肩痛、后背痛、腰酸痛、下肢酸胀、小腿抽筋的患者也明显增多。

一个雨天，门诊来了一位坐在轮椅上的患者。他满脸愁容地告诉我："大夫，我这腰腿疼痛两年了，一到阴雨天就厉害，今天因为下雨腿疼得都没法走路了，只能让家人推着轮椅送我过来。"经过详细的问诊和查舌、验脉，我诊断他是湿邪阻滞经络、气血运行不畅导致的疾病，除了给予一个温阳祛湿化浊、通脉活血的药方，还推荐了我的导师路志正先生的"痹消散"泡脚方。"痹消散"是路志正先生的经验方，由青风藤、马鞭草、防风、芒硝、鹿含草等祛风通络的药物组成。口服中药加上外用泡脚方，达到内外同治的效果。复诊时，患者轻松很多，疼痛明显减轻。

夏季，湿与暑热裹在一起形成湿热，湿热重使人感觉天气闷热，身体不舒服，比如身体酸困沉重，颈部、腰部酸痛，小腿酸胀，腿部抽筋等。中医将这种表现称为痹症，通常是因湿邪侵袭人体，痹阻经络，气血运行不畅所致。

长夏季节，出现肢体和颈腰部的酸、胀、疼痛、麻木，烦扰不安等症状，首先要考虑是不是受了湿。由于湿邪袭人，多在不知不觉当中，当身体有了察觉，多半已经感染了湿邪。所以在长夏季节对湿要高度警觉，一旦湿气重了，就要尽早采取祛湿的方法，解除身体的病痛。

妇科病多与湿有关

女性由于生理和病理的不同，注定了与湿有不解之缘。女性以血为本，血化生于脾胃，统摄于脾胃，藏于肝，所以肝脾肾三脏与妇科疾病的发生最为密切。而在人体的水液代谢过程中，肝主疏泄以行津液，脾司运化而主水湿，肾为水脏而主排泄，三者与水液代谢的正常与否也密切相关。

有的女同志性格偏敏感，经常郁闷，爱生气，尤其到了更年期，性情变得很暴躁。这种郁闷和过怒的情绪，都会影响肝的疏泄功能，导致津液代谢障碍，形成湿邪。湿性趋下，产生白带异常、外阴瘙痒等症状，如果湿邪蕴结胞中，还会导致不孕、盆腔炎等症状。

除了内湿伤肝脾肾对女性的影响外，还有外湿的因素，如久居湿地，或者经期、产后冒雨涉水等，令湿邪滞留于体内，引发各种女性疾病。

下面介绍几种女性常见的由湿引起的病症：

痛经

中医认为，湿邪是导致痛经的主要原因，以寒湿最为常见。寒主凝滞，正如江河在冬季会变成寒冰凝滞一样，胞宫因为寒湿气血失和，不通则痛。所以，对于寒湿导致的痛经，除了祛湿，也一定要保证子宫的温暖。

闭经

闭经的女性，如果体型较肥胖，一般多与痰湿有关。《女科切要》说："肥白妇人，经闭而不通者，必是湿痰与脂膜壅塞之故也。"现代流行病学也证实了这一点，肥胖的女性中，大概有一半都伴有月经的异常，发生率是正常体重女性的2～4倍。

带下病

清代著名的妇科专家傅青主在《傅青主女科》中说："夫带下俱是湿症。"带脉在人的腰腹部，像腰带一样围绕身体一圈，如果任脉受伤、带脉不能约束，就会令湿热下注，白带量多。

经间期出血

相当于现代医学的排卵期出血，这一病症多因外感湿热之邪，或者情志所伤。如果肝气郁结，肝气横逆最容易"欺负"到的脏器就是脾胃，中医称之为肝木横逆克脾。脾虚了，水湿内生，湿热相互勾结，聚集在冲任，引动湿热，迫血妄行，导致出血。经期，由于湿热随经血外泄，冲任安宁，出血可停止，但下一个周期又见出血。对于这类问题从湿热论治，就能解决了。

产后身痛

类似于现代医学的风湿、类风湿引起的关节痛。对于女性而言，产后气血亏虚，固护肌表的功能减退，风寒湿邪就会乘虚而入，侵犯到经络、关节、肌肉，令气血运行不畅，造成肢体关节肌肉的疼痛。

不孕症

因湿邪而导致的不孕症，往往是由于体型肥胖或贪吃膏粱厚味，导致脾失健运，痰湿内生，湿浊流注下焦，冲任失调，分布在子宫上的脉络的气血受到阻滞，从而不能摄精成孕。

阴痒

相当于现代医学的外阴瘙痒症、外阴炎、阴道炎及外阴营养不良等病，主要是因湿邪导致肝、脾、肾功能失常，湿热之邪，蕴结阴器；或感染虫毒，虫扰阴部，发为阴痒。

腹痛

相当于现代医学的盆腔炎、子宫颈炎、子宫肥大症等引起的腹痛。这种病症往往与寒湿、湿热有关。如果湿热内蕴，阻滞气血的运行，或者经血没有干净时就感受了湿热之邪，令血行不畅，就会不通则痛。另外，如果在经期、产后冒雨涉水，或久居寒湿之地，血为寒湿所凝，血行不畅也可导致腹痛。

扫一扫，听微课

痛经痛到满地打滚，其实是寒湿在捣乱

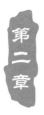

第二章

攘外必先安内：

调好五脏，湿邪自去

　　水液在人体内的代谢是一个系统工程。在这一过程中，心肝脾肺肾五脏各有分工，它们的功能或好或坏，都直接关系着水液的代谢正常与否。五脏之中，任何一方出了问题，水液的代谢就会遇到阻碍，水湿聚集，湿邪便会悄然产生。调好五脏，成为祛湿的关键。

扫一扫，看精品视频

五脏湿气重，如何祛湿效果好

五脏各司其职，水湿才能正常代谢

心、肝、脾、肺、肾五脏都参与了湿的代谢过程，医圣张仲景认为，肺失宣降则水津不布，脾气虚弱则生湿，水湿不运则犯溢肌肤，肾虚则水泛。由此可见，五脏中任何器官出现问题，都可能引起湿气的泛滥。

具体而言，五脏对于水湿调节的作用如下：

脾胃 脾胃主饮食的受纳、腐熟及运化，在水液代谢过程中起到升降枢纽的作用，故脾胃的作用最重要。如果把湿的代谢比作一个水利工程，脾胃就相当于工程的指挥中心。

肺 肺位于人体上部，通过其宣降作用，通调水道，下输膀胱。清代医家汪昂在《医方集解》中形象地比喻："肺为水之上源"，在湿的代谢治理工程中，肺相当于防汛指挥。

心 心主汗液，在津液的代谢中发挥着一定的作用，它辅助肺参与湿的代谢，相当于防汛副指挥。

肝 肝主疏泄，水湿以三焦为通道，肝在全身的水液代谢中起到调节作用，相当于水利工程的巡查使。

肾 肾主水，在水湿的代谢中起到开合作用，相当于这一工程的排水站。

总之，五脏之中，任何一方出了问题，体内津液的循环就会产生障碍，津液聚集，湿邪便会悄然产生。唯有让五脏各司其职，水湿在体内的代谢才能有序进行。

健脾，护好水湿代谢的枢纽

我们把身体分为上、中、下三部分，上部有心肺，中部有脾胃，肝肾居于下部，中医将上、中、下统称为三焦。三焦是水液代谢的通道，其中，中焦上通下达，是三焦通道的枢纽。正常情况下，脾升胃降，升降协调，输布水液的功能才得以正常发挥。如果脾升胃降功能失常，脾气不升则易生泄泻，胃失和降则导致腹胀呕吐。大便稀溏，消化不好，就是脾胃虚弱的表现。

2015 年的夏天，一位 50 岁的女性患者来找我看诊。进来时，我发现她脸上有点水肿，整个人无精打采的样子。

"大夫，我一年前因为乳腺癌做过化疗，虽然身体康复了，但一直不爱吃饭，睡觉也不好，浑身都觉得没力气。"

"来，伸下舌头，我看看你舌苔情况。"听完她的话，我一边把脉，一边看了看她的舌苔，"嗯，舌苔有点白腻。"

"大便和睡眠情况如何呢？"我继续问道。

"大便稀软、不成形，就跟泥浆似的。睡觉也不好。"

脉诊结束后，我又看了看她的腿脚，同脸上一样，也有轻微的水肿。这位女士脉沉细，舌苔白腻，经过参考各种症状，我综合分析，她是因为经过乳腺癌手术、化疗后，脾胃运化功能失常，导致的水湿代谢障碍。

运用健脾益气除湿的方法，七剂药后患者明显好转，浮肿消退，食欲好转，体力恢复。

之前提到，脾胃为人体水液代谢的枢纽。我们每天吃的食物和水都会通过脾胃的运化，将有用的部分输送全身，将代谢产物排出体外。这就犹如黄河、长江上的大坝水利枢纽，如果它的功能正常，就能合理地利用水力资源，如果它出现问题，大坝枢纽将不能正常运转，脾胃一旦出现问题就会直接影响水液的代谢以及上输下达，导致水液停于体内，食欲不振，造成水肿。所以，针对患者的情况，从补气恢复脾胃功能论治，患者的身体自然很快就恢复了。

脾胃的重要性毋庸置疑，那么如何在生活中养好脾胃呢？

◎ 食饮有节

中医认为，饮食自倍，肠胃乃伤。如果长期大量地超负荷饮食，就会损伤脾胃，脾胃不能把水谷精微化成津液，就会变成痰湿留在体内。所以，吃饭七八分饱，减轻脾胃的负担，就是对脾胃最好的养护。

饮食要均衡，粗细搭配，不暴饮暴食，还要避免食用肥甘厚味、油炸腌制食品。饮食要讲规律，坚持早吃好、午吃饱、晚吃少的原则。元代著名饮膳太医忽思慧告诫我们要"先饥而食，食勿令饱，先渴而饮，饮勿令过"，就是说要正点吃饭，不要等到饿了才吃饭，每天要饮水，不要等到渴了才饮水，否则容易伤害脾胃。

只有这样，才能保证脾胃后天之气的充足不衰。

◎ 有氧运动

中医认为，动则生阳，静则养阴。运动可促进脾胃的运化，脾阳上升，水液自能运转。每天要有适量的运动，如慢跑、广场舞、打球、练剑等，可根据自身条件选择合适的运动。运动后，毛孔打开，湿随汗排是很好的祛湿途径。不过要避免剧烈、出大汗的运动，周身缓慢而微微出汗的效果最佳。

◎ 穴位排湿

经常按摩脾经的穴位，可达到健脾祛湿的功效。

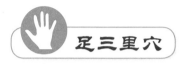

【位置】位于膝关节膝眼下 3 寸，胫骨旁开 1 寸。

【方法】用拇指或中指按压穴位，一个穴位每次按摩 5 ~ 10 分钟。注意每次按压时，穴位处应有酸胀、发热的感觉。

【功效】调理脾胃、补中益气。

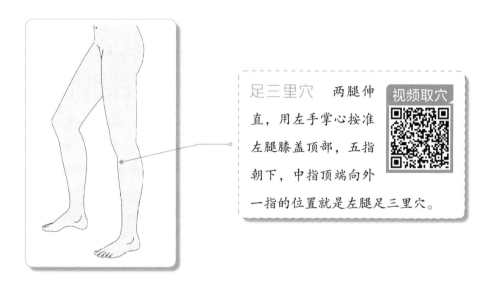

足三里穴　两腿伸直，用左手掌心按准左腿膝盖顶部，五指朝下，中指顶端向外一指的位置就是左腿足三里穴。

视频取穴

【位置】太白穴位于足内侧，大脚趾骨节后下方凹陷处。

【方法】通过双脚的互相踩压来按摩穴位，3 分钟左右即可。也可以用手指按摩，力度不必太大，穴位有胀痛感即可，每次按摩

3～5分钟。

【功效】健脾和胃、清热化湿。

伴有腹胀的病人，还可以艾灸或者按压中脘穴、内关穴、三阴交穴。

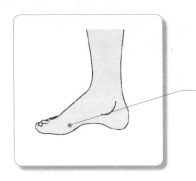

太白穴　坐位，在足大趾与足掌所构成的关节（第1跖骨关节）后下方掌背交界处可触及一凹陷，就是本穴。

中脘穴

【位置】位于上腹部前正中线肚脐上方4寸。

【方法】按摩时可以用手指点按或者揉按，每次2～3分钟，局部产生发热感即可。

【功效】消食导滞、疏肝养胃。

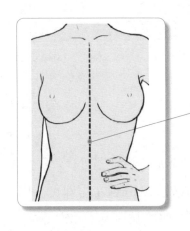

中脘穴　仰卧位，人体前中正线，胸骨下端和肚脐连线的中点就是本穴。

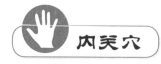

【位置】位于前臂掌侧，腕横纹上 2 寸，掌长肌腱和桡侧腕屈肌腱中间。

【方法】用拇指按压或按揉，以酸胀为度，每次 5 分钟左右。

【功效】宽胸理气，可缓解晕车、呕吐、心痛。

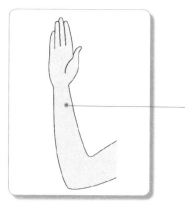

内关穴 伸肘仰掌，微屈腕，用另一手三指并拢后从腕横纹上量，食指下方两个大筋的凹陷处。

视频取穴

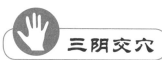

【位置】位于小腿内侧胫骨后缘靠近骨边凹陷中。

【方法】用拇指分别按压两条腿上的三阴交穴，每次 5 分钟。如果感觉按压比较累，也可用经络锤进行敲打。

【功效】调治脾胃虚弱、消化不良。

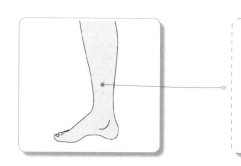

三阴交穴 内踝尖上方量4横指，食指上缘与胫骨后缘的交点处就是本穴。

视频取穴

◎ 姜养脾胃

生姜辛温，入脾胃肺经，既可发汗解表、温中止呕，又有温脾胃、祛湿化痰、开胃增食的作用。孔子在《论语》中也强调"不撤姜食"。对于脾胃虚、内湿重的人，生姜温脾胃、化湿邪，是不可替代的保健食品。下面介绍姜的三种吃法。

 醋泡姜

【材料】鲜姜、山西或镇江米醋、糖适量。

【做法】鲜姜连皮切片，放入醋中并加糖，密封后浸泡一周。

【用法】每天早晨吃 2~4 片。

【功效】温胃散寒、祛湿健脾。

【禁忌】胃酸过多者不宜食用。

 凉拌子姜

【材料】子姜 50 克，醋、盐、白糖、芝麻油适量。

【做法】子姜切丝，加醋、盐、白糖、芝麻油拌食。

【功效】祛湿、温胃、止呕。

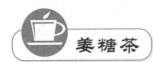 **姜糖茶**

【材料】生姜 10 克、红糖适量、红茶少许。

【做法】将所有材料用开水冲泡，代茶饮。

【功效】温脾胃、散寒祛湿，适合胃寒、恶心、食欲不振、大便稀溏者。

【禁忌】胃热、口臭、手脚心热、口干、眼干、急躁易怒、失眠多梦的人禁用。

◎ 喝茶调养脾胃

在这里我要推荐国医大师路志正先生的"三杯茶"，"三杯茶"是喝茶护脾胃良方，大家可以参考。

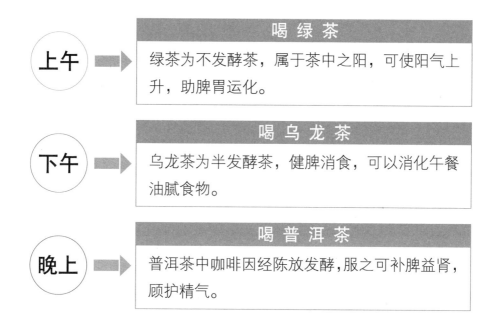

上午 ➡ **喝 绿 茶**
绿茶为不发酵茶，属于茶中之阳，可使阳气上升，助脾胃运化。

下午 ➡ **喝 乌 龙 茶**
乌龙茶为半发酵茶，健脾消食，可以消化午餐油腻食物。

晚上 ➡ **喝 普 洱 茶**
普洱茶中咖啡因经陈放发酵，服之可补脾益肾，顾护精气。

如果在阴雨连绵的天气，湿气较重，还可以选择以下茶饮。

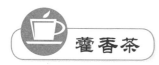
藿香茶

【材料】藿香叶10克、红茶少许。

【做法】开水冲泡，代茶饮。

【功效】芳香化湿、和中止呕,适合胃肠功能紊乱、恶心、腹泻者。

【禁忌】阴虚血燥者、孕妇禁用。

 **荷叶茶**

【材料】荷叶 10 克、薏米 5 克。

【做法】开水冲泡饮用,或直接冲泡荷叶后代茶饮。

【功效】清热除湿、芳香理气,缓解湿热引起的头晕、头痛及高血压、脂肪肝等症。

【禁忌】脾胃虚寒、体瘦、气血虚弱者慎用;经期或孕妇禁用。

◎ 粥养脾胃

粥不但是养生的佳品,历代医家还将其作为辅助药力的选择。粥能养胃健脾,补益正气。下面介绍几款健脾祛湿粥。

 **红枣小米粥**

【材料】红枣 50 克、小米 100 克、花生 50 克、白糖适量。

【做法】小米淘洗干净,与红枣、花生一起下锅,大火煮开,小火慢熬,熟后加糖即可食用。

【功效】健脾、养血、祛湿,适合消化不良、腹泻、失眠者。

【禁忌】气郁、胃火重的人禁用。

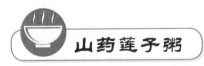 **山药莲子粥**

【材料】山药 50 克、莲子 50 克、糯米 100 克、白糖适量。

【做法】糯米、山药、莲子洗净，先放糯米煮开，再放入山药、莲子煮熟，也可加入适量白糖食用。

【功效】健脾益气、消积止泻，适合脾虚消化不好、睡眠不好者。

【禁忌】大便干燥、容易上火的人禁用。

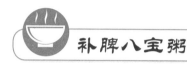

补脾八宝粥

【材料】大米、小米、薏米、扁豆、麦片、黑米、绿豆、刀豆各适量。

【做法】上料洗净，浸泡两个小时，放入食材，大火烧开，小火煮熟，即可食用。

【功效】补脾和胃、补益气血，适合消化不良、身体疲乏无力、肢体沉重者。

【禁忌】内热盛、口疮、口臭的人禁用。

扫一扫，看精品视频

如何轻松健脾祛湿

补肺，畅通水湿排泄的通道

肺是人体清浊之气交换的场所。在中医看来,肺在一呼一吸之间,还能通调水道,也就是说肺气有促进和维持水液代谢平衡的作用。

肺主宣发、肃降。肺气的宣发,将人体的津液布散于周身及皮肤,充养、润泽各组织器官,同时布散卫气于腠理,司汗孔开合,调节汗液排泄。肺通过其向下布散的作用,将代谢后的水液下降到肾,通过肾的气化,下输膀胱,生成尿液排出体外,从而维持人体水液的代谢平衡。

另外,肺在呼吸过程中,呼出少量水分,在调节水液代谢的平衡方面也起到一定作用。

肺通过其向下的作用可疏通水道,又通过呼吸和汗液的排泄来调节水液代谢的平衡,所以体内湿气的存在,与肺也有密切的关系。排出湿气,补肺气,保持肺宣发肃降的功能,才能使湿邪排泄的通道顺畅。

◎ "三通"排湿

所谓"三通",即大便通、小便通、汗液排泄通,这是排湿的主要通道。只要这三方面通畅了,就能保障大部分水湿排出体外,而且这"三通"均与肺的功能相关,看这三方面正常与否,也可以反馈性地说明肺功能的好坏,从而做出调整。

◎ 秋季养肺

秋季是养肺的好时节,此时要"早卧早起,与鸡俱兴"。据有关专家对缺血性脑血管病发病规律的研究发现,秋季脑血管病高发,而且大多是在长时间睡眠之后，因此，秋季早起可以避免或减少脑血管病的发生。

秋季保肺，要适当加强日照和光照，以增强肺的氧气吸入并调节情绪，消除秋愁的悲观情绪。

◎ 清淡饮食

防止油腻，多吃祛湿化痰的食物，主食可选用小米、玉米、荞麦、豆面、糙米等；坚果类可选杏仁、核桃、榛子、松子等；菌类食物如香菇、蘑菇、黑木耳、白木耳等；蔬菜水果类如香蕉、番茄、洋葱、菠菜、茭白、南瓜、胡萝卜、大蒜、杏、桃等，可以补肺润肺、安神镇静。

◎ 喝茶养肺

补肺气，化痰祛湿，防止感冒，也可以采取茶饮方法，简便易行。下面介绍几种养肺茶。

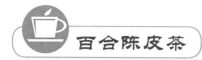

【材料】百合 5 克、陈皮 5 克。

【做法】开水冲泡，代茶饮。

【功效】补肺、祛湿、化痰，适合咳嗽、咽炎、声音嘶哑者。

【禁忌】阴虚口干、胃酸过多者不宜饮用。

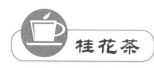

【材料】桂花 5 克、金莲花 3 克。

【做法】开水冲泡，代茶饮。

【功效】化痰宣肺、解毒利咽，适合咳嗽有痰、声音嘶哑者。

【禁忌】女性月经期间慎用。

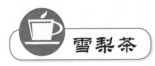 雪梨茶

【材料】雪梨1个、绿茶5克、冰糖适量。

【做法】先将雪梨切成薄片，放入绿茶及冰糖，煮10分钟左右，即可饮用。

【功效】滋阴、润肺、清热。

【禁忌】胃寒、糖尿病者禁用，睡前不要饮用。

◎ 喝粥养肺

喝粥，要选择既能补肺又能补脾的食材，这样既有补益，又有祛湿化痰的作用。下面介绍几款补肺养生粥。

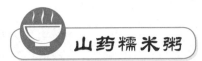 山药糯米粥

【材料】糯米50克、山药100克、白糖适量。

【做法】糯米洗净，加水烧开，温火煮粥，山药洗净、切段，放入同煮至山药熟透，加糖调味即可食用。

【功效】养脾胃、补肺气，适合消化不良、大便发散、食欲不振者。

【禁忌】便干热盛者禁用。

南瓜百合粥

【材料】南瓜 200 克、百合 50 克、桂花 10 克、粳米 100 克、冰糖适量。

【做法】南瓜洗净，先将粳米大火煮开，小火煮熟，加入南瓜煮烂，再放入百合至熟烂，放入桂花即可。

【功效】健脾滋阴、润肺化痰，适合气虚乏力、哮喘、便秘者。

【禁忌】发烧、腹胀者禁用。

 茭白薏米粥

【材料】茭白 50 克、薏米 50 克、大枣 5 枚、盐适量。

【做法】薏米洗净，茭白洗净切丝，薏米入锅煮开，加入茭白煮熟，再加入大枣及盐即可。

【功效】健脾胃、利水湿，适合高血压、酒精肝、饮酒过多者食用。

【禁忌】脾胃虚寒、结石患者禁用。

扫一扫，看创意短视频

一个动作解除你耳鸣烦恼

养心，保护湿邪排泄的出口

心主血脉，推动血液的运行，一方面，血液中大部分为水分，所以心脏推动血液运行的同时也推动了水液的运行；另一方面，汗为心之液，汗由津液化生，汗液的排泄是人体水液代谢的出口之一。

从这两个方面来看，心参与了人体水液的代谢，心功能的好坏，也影响着水液代谢的平衡。当人体内湿气加重，如果心功能强健，湿的代谢正常，湿气就能顺利排出；而心功能不好的人就会出现下肢、面部的浮肿，并伴随胸闷、憋气等症状。

那么，如何通过养心达到排出湿邪的目的呢？我认为应从以下几个方面来调养。

◎ 调节心情

养心重在养心情，"一份愉快的心情胜过十剂良药"。心态平和，心智不乱，每天开心、顺心，就是对心最大的养护。我的导师路志正先生常说："只要心情好，病就好了一半。"好的心情就是治病的良药，面对压力，要学会减负，学会自我调节；遇到烦恼，通过自我调节，转移不良情绪，恢复愉快的心情。

◎ 作息规律

养成早睡早起和午睡的习惯。尤其在炎热的夏季，中老年人一定要午睡，年轻人中午也可以闭目养神一会儿。根据中医理论，中午十二点对应的是心经，正是心神工作的时间，这时候如果放下工作适当睡一会儿，就能让气血重新流回体内，照护自己的内心。

午睡的时间因人而异，但一般以半小时至一个小时为宜。饭后别立即入睡，以免影响脾胃的消化。很多上班族因为条件限制，中午只能趴在桌上休息，这样做会让"脏器窝着"，颈椎也不舒服，反倒得不偿失。如果没有条件午睡,靠在椅子上坐一会儿或闭目养神也是可以的。

晚饭后可以散散步，按时就寝，不要熬夜。只有睡眠好，才能养好心脏。

◎ 饮食清淡

夏天人体的消化功能减退，食欲下降，这时候的饮食要清淡一些，多吃新鲜的蔬菜水果，如黄瓜、西瓜、苦瓜、冬瓜等，少吃油炸、煎烤等油腻食物和甜食。在梅雨季节或天阴多雨的时节，多吃健脾除湿的食物，如山药、扁豆、赤小豆、薏米、木瓜、紫米、小米、绿豆等。另外，夏天容易出汗，大家也要注意及时补充水分。

◎ 按穴养心

通过经络调节、穴位按压，也能有效缓解心脏的压力。常用的保健穴位是神门穴和内关穴。

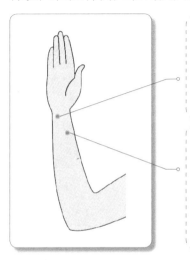

神门穴 手腕横纹处，从小指延伸下来，到手掌根部末端的凹陷中即本穴。

视频取穴

内关穴 伸肘仰掌，微屈腕，用另一手三指并拢后从腕横纹上量，食指下方两个大筋的凹陷处。

视频取穴

 **神门穴**

【位置】腕部，腕掌侧横纹尺侧端，尺侧腕屈肌腱桡侧凹陷处。

【方法】按压、按揉，以酸胀为度，每次5分钟左右。

【功效】安神定志、治疗失眠。

 **内关穴**

【位置】位于前臂掌侧，腕横纹上2寸，掌长肌腱和桡侧腕屈肌腱中间。

【方法】用拇指按压或按揉，以酸胀为度，每次5分钟左右。

【功效】养心、益气、安神。

◎ 茶饮养心

心属火，夏气暑热通于心，容易出汗、烦躁，使心脏负担加重，所以茶道有"夏喝绿、冬喝红"的说法，平时的养心茶也以清火宁神为主。

 **莲花茶**

【材料】金莲花5克、龙井茶少许。

【做法】开水冲泡，茶饮。

【功效】清火、降压、宁神，适合患有口疮、咽痛、口臭、心烦易怒者饮用。

【禁忌】胃寒、怕冷之人禁用。

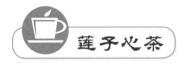

【材料】莲子心 3 克、合欢花 3 克、冰糖少许。

【做法】开水冲泡，茶饮。

【功效】清心安神，适合心烦、口渴、目赤肿痛、失眠者饮用。

【禁忌】胃寒者、孕妇禁用。

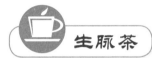

【材料】西洋参 5 克、麦冬 5 克、小麦 5 克。

【做法】开水冲泡，茶饮。

【功效】益气养阴、止汗，适合气短、出汗多、口干渴者饮用。

【禁忌】内热重、消化不好、大便稀溏的人禁用。

◎ 喝粥养心

养心主要是减轻心脏的负担，防止心气外泄，夏季天气热而湿度大，可以喝一些清暑热的养心粥。

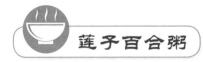

【材料】莲子 20 克、百合 20 克、大米 50 克、小麦 20 克。

【做法】上述食材洗净、浸泡，入水熬煮至熟烂。

【功效】清心肺、补脾胃、安神，适合声音嘶哑、口干、失眠者饮用。

【禁忌】胃寒的人禁用。

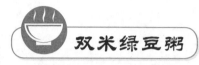 **双米绿豆粥**

【材料】大米和小米各 50 克、绿豆和红豆各 20 克。

【做法】将大米、小米、绿豆、红豆洗净、浸泡,一同入水熬煮,煮烂为度。

【功效】清热解暑、祛湿利水。

【禁忌】胃寒腹泻、大便稀溏的人禁用,女性月经期间也不宜服用。

扫一扫,看精品视频

如何轻松养心祛湿

护肝，调节全身的水液代谢

肝脏在水液代谢的调节中起到三个作用：一是调节三焦的气机，使三焦水道正常运行；二是调节肺、脾、肾的功能，使三个脏器升降协调，共同完成水液代谢；三是肝脏可以调畅气血，气行则血行，血行则水利，气血运行通利，水液运行也就正常。

如果肝有病变，疏泄不利，气机不调，则影响气、血、水的运行，造成气滞，血瘀水停，甚至全身水液代谢的瘫痪。所以，为了顺利排出体内的湿气，养好肝脏至关重要。

◎ 起居有常

养肝最好的方法就是睡眠，《黄帝内经》记载："人卧则血归于肝经。"晚上 11 点到凌晨 3 点是肝胆经主时，也是肝脏发挥藏血、解毒功能的最佳时段，所以养肝提倡晚上 11 点前睡觉，这样有利于血液回归肝脏，发挥解毒功能。晚上要避免长时间看电视、电脑，注意保护眼睛，最好每隔半小时或一小时，按摩一下眼睛，缓解眼睛的疲劳。

此外，要顺应自然，在春季注重阳气的升发，早睡早起，晨起呼吸新鲜空气，通过散步、跳舞、慢跑、舞剑等活动，舒缓形体。

◎ 青色入肝

饮食以绿色食物为主，可以起到养肝护肝的作用，如多吃莴笋、胡萝卜、芹菜、菠菜、藕、荸荠、油菜、豆芽等；还要多吃富含蛋白质的养肝食品，如鸡蛋、牛奶、猪肝、瘦肉、鱼类、豆制品等；

少吃过酸、过咸、过于油腻的食物。

肝郁容易化火，所以养肝尽量避免热性食物，如羊肉、狗肉、麻辣火锅、辣椒、花椒等大辛大热之品。

◎ 按穴养肝

人体有两个穴位，可以长期按压，以达到调肝、清肝、养肝的效果。

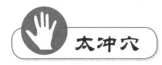

太冲穴

【位置】位于足背侧，第1、第2跖骨连接部位的前方凹陷处。

【方法】点揉每次3分钟，每天3次。

【功效】清肝降火、清利头目、调节血压。

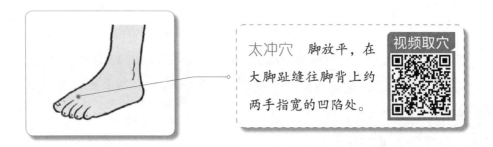

太冲穴　脚放平，在大脚趾缝往脚背上约两手指宽的凹陷处。

视频取穴

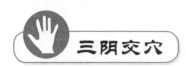

三阴交穴

【位置】位于小腿内侧中线，内踝上3寸。

【方法】按揉此穴每次5分钟，或者用小锤敲打每次15分钟。

【功效】调节肝肾和脾脏，具有疏肝、补肾、健脾的作用。

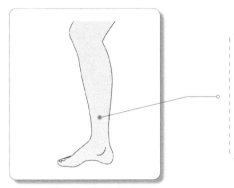

三阴交穴　内踝尖上方量4横指，食指上缘与胫骨后缘的交点处即本穴。

视频取穴

◎ 喝茶养肝

　　肝的本性是主升发，喜条达。花茶以花蕾为主，具有升发、条达的特点，因此适合养肝的人饮用。

玫瑰枸杞茶

【材料】玫瑰花 10 朵、枸杞子 10 粒。

【做法】开水冲泡，茶饮。

【功效】疏肝理气、养血安神，适合气郁、心情不舒、眼干涩、头晕、心烦者。

【禁忌】高血压、便秘、感冒发烧、容易上火的人及孕妇禁用。

清凉养肝茶

【材料】菊花 3 朵、玫瑰花 5 朵。

【做法】开水冲泡，代茶饮。

【功效】清热、疏肝、理气，适合眼睛干涩模糊、口苦、心烦者服用。

【禁忌】胃寒、经常拉肚子的人禁用。

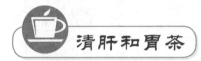

清肝和胃茶

【材料】白梅花 3 克、菊花 3 克、扁豆花 3 克。

【做法】开水冲泡，代茶饮。

【功效】清肝和胃，适合口干、腹胀、胃酸的人饮用。

【禁忌】胃寒、发烧的人禁用。

◎ 喝粥养肝

粥是大众化的养生防病佳品，喝粥也能养肝。

肝豆粥

【材料】绿豆 50 克、猪肝 100 克、大米 100 克、食盐和味精少许。

【做法】豆米同煮，八分熟时，加入猪肝同煮，煮熟后加入调味品。

【功效】养肝明目、补肝养血，适合面色萎黄、视力模糊、轻度浮肿、身体倦怠乏力的人食用。

【禁忌】急躁易怒、心烦失眠的人禁用。

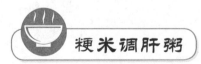

粳米调肝粥

【材料】白梅花 5 克、玫瑰花 5 克、粳米 100 克。

【做法】粳米煮熟后，加入白梅花、玫瑰花，再煮 5 分钟即可。

【功效】疏肝理气、和胃，适合身体虚弱、患有慢性病、头晕眼花者食用。

【禁忌】体壮热盛的人禁用。

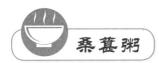

【材料】糯米 100 克、桑葚 30 克、冰糖适量。

【做法】桑葚洗净，与粳米同煮，粥熟后加冰糖。

【功效】补肝养血、明目益智，适合头晕目眩、耳鸣、头发早白，口干便秘者食用。

【禁忌】脾胃虚寒、大便稀溏者及孕妇禁用；儿童、血糖高的人也不宜服用。

扫一扫，看精品视频

如何轻松保肝祛湿

保肾，维持好水湿代谢的总开关

肾位于下焦，在人体的水液代谢过程中，相当于一个"小枢纽"和"开关"。通过肾的气化功能，膀胱得以正常开合，水液才得以正常排泄。《黄帝内经》有载："肾者，水藏，主津液。"意思是肾有主持和调节水液的转输、排泄功能。肾在水液代谢中有三大功能，即气化、开合、排泄，通过气化把有用的水液吸收回来，打开开关把代谢的水液排泄出去。因此，水液能否正常排泄，肾起着决定性作用。

在湿的代谢过程中，肾阳的作用是通过蒸化，促进湿的输布和排泄，肾阴则有助于湿的产生，所以有"肾阳为开，肾阴为合"的说法。如果肾阴、肾阳不协调，出现了肾阳、肾阴某一方面的偏盛偏衰，导致开合失调，湿气排不出去，身体就会浮肿。肾在湿的排泄中至关重要，因此从肾入手治湿是一个重要的环节。

◎ 藏阳养肾

《黄帝内经》认为，肾主藏精，主生长发育、生殖，主水，是闭藏的器官。肾藏有元阴元阳，也就是我们所说的元气，可以激发人体的生理功能，推动人体的生长代谢，所以肾气可固不可泄，应以潜藏、收敛为本。

《黄帝内经》中冬季保肾的养生原则是"冬三月，此谓闭藏，水冰地坼，无扰乎阳，早卧晚起，必待日光"。意思是，冬季与肾相应，是收敛闭藏的季节，这时要固护阳气，减少耗散人体阳气的活动，早睡晚起，等到太阳升起，阳光驱散了阴霾之气时再起床，此时便于吸纳阳气，防止阳气的外泄。

起床后要注意保暖，手脚是人体的四极，保暖更加重要。白天适量地运动，晚上养成泡脚的习惯。"寒从脚下起"，睡觉前热水泡脚，可促进下肢的阳气循环，增进睡眠。

◎ 进补养肾

肾主闭藏，肾中元气要不断补充，不能耗散。所以保肾的饮食是以补为核心的，尤其在肾当令的季节，冬季进补已成为中医的传统及特色。那么，如何通过饮食进补呢？

一是能量进补。高能量食物可起到补肾填精的作用，如羊肉、牛肉、驴肉、鳖甲、阿胶等都是很好的补品。

二是果蔬进补。富含维生素的水果与蔬菜，如白菜、萝卜、豆芽、苹果、橘子、香蕉等。还有补肾的干果与豆类，如核桃、栗子、松子、腰果、桑葚、黑大豆、黄豆等。

三是运脾进补。脾为后天之本，肾为先天之本，后天补充先天，才能保持人体的能量和活力。所以，可以通过食疗补脾达到补肾的效果。

补益脾肾的食物

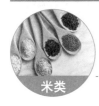

米类　紫米、粳米、糯米、黑米等。

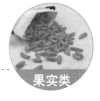

山药、芡实、莲子、益智仁、枸杞子、菟丝子、韭菜子等。　**果实类**

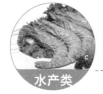

水产类　鳝鱼、鲢鱼、鲤鱼、带鱼、虾、海参、海蜇、生蚝等。

猪肉、羊肉、牛肉、狗肉、土鸡、乌龟、鸭肉等。　**肉类**

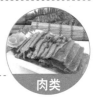

◎ 按穴养肾

日常保健中，我们可选择一些穴位进行常规按揉，调脾补肾，简便易行。

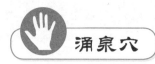 涌泉穴

【位置】位于足底前部凹陷处，第二趾与第三趾趾缝纹头端与足跟连线的前 1/3 处。

【方法】每晚泡脚后，按揉这个穴位至热为度。

【功效】预防手脚冰凉，改善睡眠。

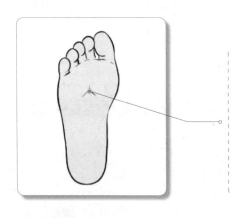

涌泉穴 从足趾的第二趾与第三趾趾缝处到足跟处画一直线，取其上 1/3 处，即涌泉穴。

视频取穴

 关元穴

【位置】位于肚脐下 3 寸。

【方法】将手搓热后，用右手中间 3 指在该处旋转按摩 50 次。

【功效】补脾益气、补肾固精。

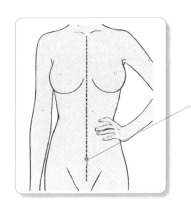

关元穴　仰卧位，身体前正中心线，肚脐正下方4横指处。

视频取穴

肾腧穴

【位置】位于第二腰椎与第三腰椎间水平两旁 1.5 寸处。

【方法】两手搓热后用手掌上下来回按摩该处 50 次，两侧交替进行。

【功效】预防、治疗肾虚腰酸。

肾腧穴　俯卧位，在第2腰椎棘突下，命门旁开1.5寸（二指宽），即本穴。

视频取穴

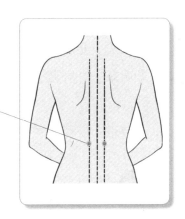

◎ 喝茶补肾

肾精宜藏不宜泄，故应着眼于"藏"字，所以补肾的茶应以红茶为主。红茶属于全发酵茶，可以养胃补肾，如金骏眉、正山小种、滇红等，还可以配一些花茶饮用。

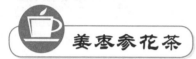

姜枣参花茶

【材料】生姜 2 片、大枣 5 个、人参花 5 克。

【做法】开水冲泡，代茶饮。

【功效】健脾益气、补肾散寒，适合脾虚气短、疲乏无力、大便稀溏者饮用。

【禁忌】内热、容易上火、口疮频发的人禁用。

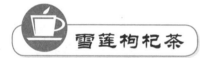

雪莲枸杞茶

【材料】雪莲花 3 克、枸杞子 5 克。

【做法】开水冲泡，代茶饮。

【功效】补肝肾、补血活血，适合怕冷、腰酸、关节疼痛、体质虚弱者饮用。

【禁忌】便秘、关节红肿、容易上火的人禁用。

参红茶

【材料】西洋参 10 片、红茶少许。

【做法】开水冲泡，代茶饮。

【功效】补气、补肾散寒，适合身体疲倦、怕冷、消化不好、大便不成形、精神不佳的人饮用。

【禁忌】内热上火者、女性月经过多者禁用。

◎ 喝粥补肾

喝粥遵循保阳固肾的原则，忌用黏硬、生冷的食物，最好选择既能提供一定的热量又可口好吃的食物，既养脾胃又能补肾。

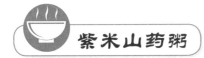

紫米山药粥

【材料】山药 30 克、紫米 50 克、蜂蜜适量。

【做法】紫米、山药洗净同煮，煮熟后加蜂蜜。

【功效】补脾、和胃、补肾，适合脾虚、大便稀溏、尿频、出汗、心悸气短者食用。

【禁忌】身体强壮、热盛的人禁用。

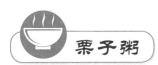

栗子粥

【材料】栗子（去皮）30 克、大米 50 克、盐少许。

【做法】所有材料一同煮熟。

【功效】补肾、摄精、强腰，适合肾虚、腰酸腿痛、脾胃虚弱者食用。

【禁忌】腹胀、咳喘的老年人禁用；有风湿病的人少用。

 芝麻粥

【材料】芝麻 20 克、核桃 10 克、紫米 50 克。

【做法】所有材料洗净同煮，熬至粥熟即可。

【功效】补肾、强筋骨、利肺气，适合白发增多、头晕目眩、腰膝酸软、便秘者食用。

【禁忌】腹泻的人禁用；内分泌失调的人少用。

扫一扫，看精品视频

如何轻松补肾祛湿

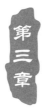

大病预防，先要除湿：
对症除湿才是关键

　　中医说湿"如油入面"，湿聚为痰，形成痰湿，湿与寒在一起叫寒湿，与热在一起叫湿热，与风在一起叫风湿，与暑在一起叫暑湿。湿邪伤人不像暴风骤雨那样猛烈，而是慢慢渗透。祛湿首先要分清自己的体质，了解湿的个性，才能排出湿邪。

扫一扫，听微课

腿抽筋就是缺钙吗？别再被广告骗了

痰湿——形体多肥胖，血脂、血压高

如果体内的湿邪长时间排不出去，聚久就会生痰，形成痰湿。痰湿可以停留在身体任何部位，引起该组织器官的功能失调，从而产生诸多疾病。

什么样的人容易患痰湿呢？

首先是饮食不节制的人。吃得过多、过油、过甜，会导致身体营养过剩，脾胃运化失职，从而造成水湿停聚，湿浊内蕴，聚湿生痰。如果痰湿阻于肺，人们会感觉咽部有痰，而且痰黏着不能咳出，或者经常咳痰，或者晨起咳几口痰。

其次是外湿过多的人。居处比较潮湿，或者夏天穿衣较少，或者冒雨涉水等，导致外来的水湿在体内聚集，运化不出去，聚久又生痰。

最后是运动较少的人。他们经常久坐少动，使脾胃功能变差，体内水湿运化不走，导致水湿内停，聚湿生痰。

痰湿体质的人多肥胖，血液中的胆固醇、甘油三酯、低密度脂蛋白、血糖、血压等指标都会升高，有的还伴有颈动脉斑块、动脉硬化，甚至出现心脑血管病的前期病变。所以体内一旦有痰湿，一定要引起高度重视。

◎ 痰湿症状

体内痰湿重或者痰湿体质的人有什么症状呢？不妨对照下表自查，看看你是否属于痰湿体质。

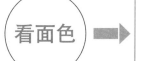

看面色 ➡ 面色油光，眼泡可能略有浮肿，面色发暗、多见痤疮，精气神不足，目光略有呆滞，面带倦容。

看形体 ➡ 形体肥胖，肚子大而松软，肢体浮肿，肢体困重，关节疼痛、麻木，下肢沉重，小腿容易抽筋，容易出汗，汗后肢体发凉，胸闷有痰，身体油多。

看口舌 ➡ 口中黏腻，口渴而不想喝水，舌体胖大，边有齿痕，舌苔滑腻，口甜、口黏、口苦。

看脉象 ➡ 脉濡而滑，脉弦滑。

看喜好 ➡ 懒惰而不想活动，喜欢吃甜食及肥甘厚味，喜咸，喜烧烤，嗜酒，喜夏厌冬。

看二便 ➡ 大便次数多、不成形，尤其是早晨大便急，一泻为快，或者大便黏滞不爽快，一夜三四次小便，尿量多且色清如水。

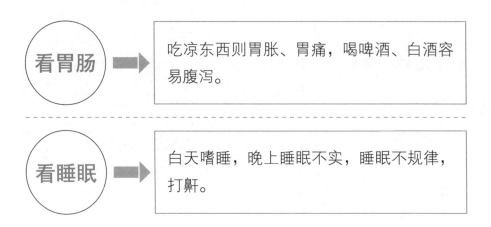

看胃肠 ➡ 吃凉东西则胃胀、胃痛，喝啤酒、白酒容易腹泻。

看睡眠 ➡ 白天嗜睡，晚上睡眠不实，睡眠不规律，打鼾。

◎ 按摩肺经

肺经，全称手太阴肺经，是人体非常重要的一条经脉。很多"肺"方面的病症，如咳嗽、喘息、胸部满闷等，都可以通过肺经来调理。肺的功能正常发挥，可以起到宣肺化痰、祛痰养肺的效果。调理肺经最简单的方法就是沿着肺经按摩，对此我深有体会。

某年秋后，我去参加一个朋友的会所聚会。当时因为季节转换，我刚患上感冒，朋友见我咳嗽不止，便推荐了会所里的调理师，说他可以通过按压肺经治疗咳嗽。在朋友的盛情邀请下，我体验了按压肺经调理身体的方法。

调理师先从肺经的云门穴开始按压，然后沿天府、尺泽、列缺、鱼际等穴位按下去，所按之处酸痛难忍，他告诉我："这些穴位这么酸痛，说明你肺经瘀阻得很厉害。"按压15分钟后，疼痛逐渐能忍受，半个小时后，身体感觉很清爽，咳嗽也好一些了。次日，我基本上不再咳嗽，这让我体会到肺经按压的神奇效果。

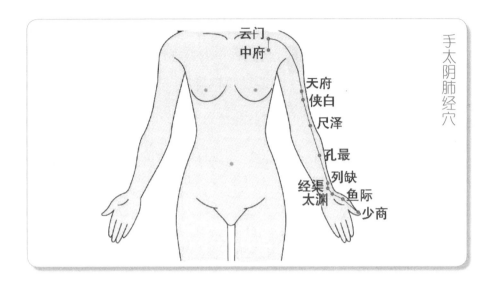

手太阴肺经始于胃部，向下联络于大肠，然后回来沿着胃的上口穿过膈肌，入属肺脏；再从肺系（气管、喉咙）横出腋下，沿上臂内侧下行至肘中，又沿前臂内侧上向大鱼际部，最后出拇指结尾。

我们沿着肺经按摩时，身边最好有一张肺经经络图。沿着经脉部位的走向，一个穴位挨着一个穴位慢慢按摩，逐渐就能掌握这些穴位。如果能坚持按摩，就可养足肺经的气血，避免痰湿等外邪的侵扰。

◎ 按压丰隆穴

丰隆穴是足阳明胃经的络穴。丰隆，从字面上看，是指足阳明胃经的气血在这里汇聚，丰满而隆起。脾胃相表里，虽然丰隆穴属于胃经，但是跟脾的关系也很密切。中医有"脾为生痰之源，肺为储痰之器"的说法。因为痰生于脾胃，所以按压丰隆穴，可以起到健脾和胃、祛湿化痰的作用。

丰隆穴是化痰祛湿的要穴，既可化有形之痰，又可化无形之痰。

有形之痰，指看得见的痰，一般是呼吸道系统产生的，比如咳嗽咳出的痰；无形之痰，指津液代谢过程中的病理性产物，"湿聚为痰"，这种黏稠、有害的液体，不会通过咳嗽排出，而且所到之处，都会让人体生病。像很多现代病，如三高症、脂肪瘤、脑血栓等，就与这种痰邪有关。

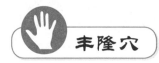 丰隆穴

【位置】位于人体的小腿前外侧，当外踝尖上 8 寸，距胫骨前缘两横指。

【方法】拇指对准穴位旋揉按压 100～200 次。

【功效】健脾祛湿。

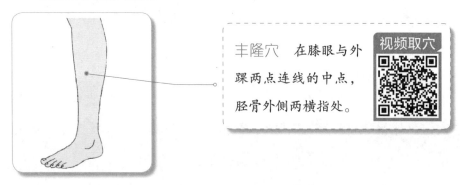

丰隆穴　在膝眼与外踝两点连线的中点，胫骨外侧两横指处。

视频取穴

丰隆穴俗称人体自带的"化痰药"，很适合平时咳嗽痰多、头困身重的人使用。另外，如果有人觉得嗓子里有痰，或者总感觉咽部有东西，咽之不下，吐之不出，形成梅核气，都可以按摩或者敲打丰隆穴，能起到化痰的作用。

◎ 艾灸化痰

中医治病有个基本准则，即"阴病用阳药，寒症用热药"。痰湿为阴邪，在中医治疗时，应当用温热的药物来温化痰湿。艾灸是温

法治疗时常用的方法，简便有效，便于操作，人人均可应用。

艾灸哪些穴位化痰比较好呢？下面介绍四个人体自有的"祛痰穴"。

【位置】位于颈部，胸骨上窝正中。

【方法】取天突穴，艾灸至热为度，每次艾灸约10分钟。

【功效】祛痰、宽胸理气、宣肺化痰。

天突穴　正坐仰头，在前正中线上，两锁骨中间，胸骨上窝中央。

视频取穴

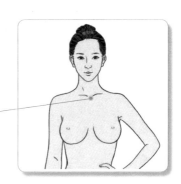

【位置】位于人体背部，第三胸椎棘突下，左右旁开1.5寸。

【方法】找准肺腧穴，艾灸至局部热为度，每次艾灸约10分钟。

【功效】补肺气、宣肺化痰。

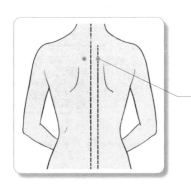

肺腧穴　低头，颈部会出现一个高点，从此处向下数，数到第三脊椎骨，再往左或右两横指位置即肺腧穴，左右各一个。

视频取穴

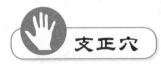 **支正穴**

【位置】位于前臂背面尺侧，腕背横纹上5寸。

【方法】取支正穴，艾灸至热为度，每次艾灸约10分钟。

【功效】化痰湿，消除痰结、脂肪瘤和赘生物。

支正穴　正坐位，掌心向胸，在前臂背面尺侧，腕横纹上5寸。

视频取穴

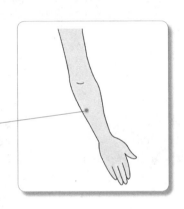

 膻中穴

【位置】位于人体前正中线，两乳头连线之中点，平第四肋间。

【方法】取膻中穴，艾灸至热为度，每次艾灸约10分钟。

【功效】宽胸理气、化痰解郁。

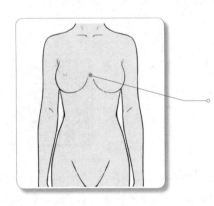

膻中穴　正坐或仰卧位，在人体胸部正中线上，两乳头之间连线的中点，胸骨中线上。

视频取穴

◎ 腹式呼吸

肺是我们呼吸系统的主要器官，中医也有"肺为气府、肺主气"的说法，个体肺活量的大小与胸肺部的运动影响着湿浊肺气的排出量，所以增强肺活量就是增强排湿量。如何增强肺活量呢？最简单的方式就是从呼吸入手，呼吸有以胸式呼吸为主的浅呼吸，也有以腹式呼吸为主的深呼吸。腹式呼吸有利于增加肺泡通气量，促使湿气的排出，大家平时可以多加练习。

当然，如果你想继续胸式呼吸，也可以通过扩胸运动、上臂的伸展运动和深吸气的锻炼来增大肺活量。

呼吸的时候，将左、右手分别放在上腹部和前胸部，便于观察胸腹运动情况。比如，用手按在上腹部，呼气时，腹部下沉，吸气时，上腹部对抗该手的压力，徐徐隆起。自觉地锻炼腹式呼吸，开始时每日 2 次，每次 10 ~ 15 分钟，动作要领掌握以后，可逐渐增加次数和时间。躺着、坐着、站着或者走路的时候，都可以尝试腹式呼吸，力求形成一种不自觉的呼吸习惯。

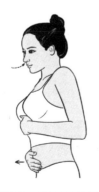
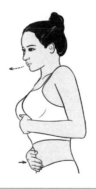

◎ 茶饮祛痰

新会陈皮有着"一两陈皮一两金"的美誉，也是我们在看病过程中经常会用到的一种药材。如果你平时总是觉得嗓子有痰，难以咳出，吃药也不能很快解决，就可以用陈皮茶辅助治疗。除了陈皮茶饮外，桂花茶和银耳参花茶也是值得推荐的。

 陈皮百合茶

【材料】新会陈皮 5 克、百合 10 克。

【做法】开水冲泡，代茶饮。

【功效】化痰、祛湿、清肺。

【禁忌】孕妇慎用。

 桂花茶

【材料】桂花 5 克、款冬花 3 克、普洱茶少许。

【做法】开水冲泡，代茶饮。

【功效】宣肺、化痰、祛湿。

【禁忌】饭前不宜饮用，内热盛之人禁用。

 银耳参花茶

【材料】银耳 10 克、人参花 3 克、绿茶 3 克、冰糖适量。

【做法】银耳洗净，加水与冰糖煮烂；人参花和绿茶用开水泡 10 分钟，之后将茶水放入银耳汤中，搅拌混合饮用。

【**功效**】滋阴润肺、化痰祛湿。

【**禁忌**】禁与萝卜、葡萄同用，有胃病、胆囊炎、胆结石患者慎用。

扫一扫，看创意短视频

一杯茶让你拥有明眸

湿热——脾气急躁，肝胆容易有问题

湿热的形成与地域、气候有关系，如江南及东南沿海地区，一年四季湿气都较重，尤其每年 3 ~ 5 月，天气渐热，与湿气胶结，形成湿热的"梅雨天"。

不过，湿热也不全是气候的因素。多食肥甘厚腻就会酿湿生热；嗜酒、饱食、无规律饮食等，均可伤及脾胃，湿阻气滞，最终形成湿热而蕴结脾胃。

情绪因素也可造成湿热内盛，如过度思虑、情志不畅，会影响肝的疏泄功能，导致脾胃升降失调。湿邪内生，湿郁又化热，引起肝胆湿热或脾胃湿热。

体内有湿热，会引发肝胆病、脾胃病、二便失调、关节病变，甚至心脏病等多种疾病。

◎ 湿热症状

湿热体质的人都有哪些特点呢？不妨对照下表自查，看看你是否属于湿热体质。

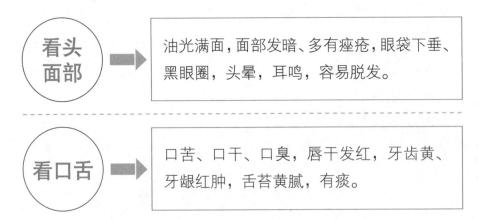

| 看头面部 | → | 油光满面，面部发暗、多有痤疮，眼袋下垂、黑眼圈，头晕，耳鸣，容易脱发。 |

| 看口舌 | → | 口苦、口干、口臭，唇干发红，牙齿黄、牙龈红肿，舌苔黄腻，有痰。 |

看形体	→	形体肥胖，体味较大，腰酸背痛，肌肉疲劳酸重。
看皮肤	→	易生疮疖、湿疹、脓肿疮疡，容易得癣症，如皮癣、脚癣、体癣。男性多阴囊潮湿或湿疹，女性常外阴瘙痒。
看二便	→	大便黏稠或黏滞不成形，味臭难闻，小便短赤，颜色很黄。
看胃口	→	胃胀，纳食不佳。
看睡眠	→	睡眠多梦，睡眠不实，早醒。
看白带	→	白带多，白带色黄、黏稠、有异味，阴部瘙痒。
看情绪	→	容易急躁、经常发怒，情绪不稳定。

◎ 除湿祛痘

有一天坐诊，我遇到三位面部长痘的女性患者，这三人都是满脸的红疙瘩，令人不敢多看，她们也是一脸愁容。

其中一位是大学生，她满脸的痤疮已经持续一年多，此起彼伏，从未消停，有一种满目疮痍的感觉；另一位是一名机关干部，红色的皮疹布满了她的整个面部，高高鼓起的红色丘疹将一张俊俏的脸深深地掩埋，伴有难忍的瘙痒；最后一位是公司白领，她白皙的皮肤上布满了高高鼓起的粉红色的扁平疣，本来好好的容貌被这些痘痘折磨得快不成人样了。

我告诉她们，不要着急，吃药后就会好的，三个患者顿时露出了喜色，对于治疗也充满了希望。通过把脉、看舌苔和询问病史，我发现这三个人虽然病情不同，但是有一个共同的病因，那就是体内湿气较重，代谢失常，湿郁久化热，湿热郁结于面部，因此产生痤疮、皮疹、扁平疣等症状。

于是我给这三个人开出了清利脾胃湿热、解毒凉血、发散皮肤湿邪的处方，同时嘱咐她们，要清淡饮食，避免油腻及辛辣食物，保持较好睡眠及大便通畅。一周后复诊，三位患者面部的痘痘都得到了控制，继遵上法治疗三周。一个月后，公司白领的面部扁平疣已完全治愈；机关干部的面部皮疹高出部分基本消退，面部变得光滑；大学生的面部痤疮已消退，色素沉着的痕迹仍在，还要经过一段时间才能消除。

三位女士重新找回了自信，面部流露出由衷的喜悦与感激之情。这真是我们常说的"病非人体素有，能得亦能除；言病不可治者，未得其术也。"

◎ 瘙痒消退

坐诊时，我几乎每天都能接触到皮肤瘙痒的人，有的人是局部痛痒，如阴部、肛门周围、腰部、腋下，抓后会有渗液。很多人同时还伴有大便稀溏或者黏滞不爽、口苦、胸胁胀满、女性白带多等症状。

前阵子接诊的一位女同志令我印象深刻。她皮肤瘙痒半个月，服用抗过敏西药无效。经问询，我了解到她半个月前曾去内蒙古旅游，有感于当地羊肉鲜美，每天吃得很尽兴。那时正值八月底，内蒙古已经很凉爽，高能量饮食加上凉爽的天气，到了第三天她就出现全身皮肤瘙痒，经过抗过敏药物治疗后，瘙痒略有减轻，但仍难以忍受。

经过诊断，我确定她是湿热内蕴所引发的皮肤瘙痒，于是建议她服用我的老师张炳厚先生常用的五藤五皮饮加清利脾胃湿热的药物。药后第三天，她的症状已明显减轻，高出皮肤的丘疹也基本消退。继遵上法调理一周，全身皮肤瘙痒基本痊愈。

每个人几乎都有过皮肤瘙痒的经历，一般皮肤瘙痒多与脏腑气血失调、内生湿热有关。案例中的这位女同志因饱食羊肉伤了脾胃，造成湿热内蕴于脾胃，外因天气凉爽，内在的湿热不能透发于外，从而郁结于皮肤，导致气血失和而瘙痒。

在经验方五藤五皮饮中，地骨皮、丹皮、桑白皮、海桐皮、白鲜皮等五皮药物，能清肺热（肺主皮毛），并有清热凉血的作用；首乌藤、络石藤、钩藤等藤类药，能通络活血，调节脏腑、皮肤的气血循环；虎杖、土茯苓、厚朴、砂仁等药物则可清利脾胃湿热。如此内外同治，既调节了脏腑失调，又解决了皮肤的病变，因此能收到立竿见影的效果。

◎ 常敲肝胆经

湿热这种病理性产物，多半是由于体内湿邪郁结日久而产生，湿久化热。湿热的形成有天气闷热、湿热重等外在因素，也有肝郁化火，火与湿相结合的内在原因。湿热常常表现为脾胃、肝胆经的症状，如恶心、胃胀满、大便稀溏或者黏滞不爽，或者口苦、食欲差、身目发黄、肢体酸胀、麻木、身体沉重、懒惰疲倦等。此时敲打肝胆经，可以起到预防和祛除湿热的作用。

肝胆经位于人体的腿部两侧。胆经在大腿的外侧，即外裤线的位置；肝经在大腿的内侧，即内裤线的位置。每天早晨或者晚上，沿着裤线的位置来回推拿，反复十余遍，或者沿着肝胆经反复敲打，每次15分钟，可以起到疏通肝胆、祛除湿热、排出毒素、提高免疫力的作用。

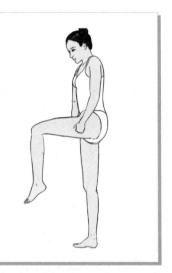

晚上11点到凌晨3点是肝胆经当值的时间。在这段时间，我们应该处于深睡眠状态促使肝胆排毒，就不要再敲打或按摩肝胆经。孕妇、处于经期的女性及婴幼儿不适合敲胆经。如果有条件，每周可进行肝胆经按摩，每次按摩以一小时为佳，结合一些穴位的治疗，会起到很好的疏通肝胆、祛湿排毒的效果。

◎ 善用曲泉穴

曲泉，顾名思义，曲有曲直的意思，《黄帝内经》说"木曰曲直"，木即肝脏，泉指泉水，肝主木，肾主水，所以这个穴位有主肝肾的意思。另外，曲为隐秘之处，泉为水聚之所，曲泉又是水湿停聚的地方。

曲泉是肝经的合穴，合穴在经络上是"入海口"的意思，即肝经的气血、肝运行的水湿自四肢末端汇合至此，最为盛大。因此曲泉穴具有祛湿化浊、通利三焦水湿的作用。

"肝经有湿少腹痛，便溏尿闭苦堪言，白带阴痒妇科病，曲泉一穴保平安。"按摩或针灸曲泉穴可以治疗水湿内停的各种病症，如腹痛、大便稀溏、小便不利、女性白带过多、阴道炎、子宫脱垂等。

自我保健时可采取按摩、敲打、艾灸等不同的方法。

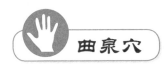 曲泉穴

【位置】曲泉穴在膝内侧横纹上方凹陷中。

【按摩】用大拇指垂直按压同侧曲泉穴，每次 5～8 分钟，左右均可进行，早晚各 1 次。

【敲打】用保健锤敲打，每次约 100 下，左右交替进行，每日约 15 分钟。

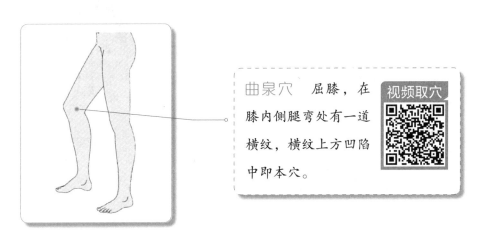

曲泉穴　屈膝，在膝内侧腿弯处有一道横纹，横纹上方凹陷中即本穴。

视频取穴

【艾灸】用艾炷灸曲泉穴每次3～5壮，或用艾条灸曲泉穴约20分钟。

【功效】调补肝肾阴虚、清热除湿。

穴位保健期间，注意少食油腻、辛辣食物，禁烟酒，避免潮湿，防止受凉。

◎ 常练"呼"字功

南北朝的陶弘景是一个著名的炼丹专家，他在《养性延命录》中记载了六字诀的呼气方法。他认为，吸气有一种，呼气却有六种，呼气时会发出六种不同的声音，如嘘、呵、呼、呬(zi)、吹、嘻，这六种不同的声音可以治病。

后人总结呼气六字诀的养生方法，认为嘘字功平肝气，呵字功补心气，呼字功培脾气，呬字功补肺气，吹字功补肾气，嘻字功理三焦。因此，当脾胃有病时，应练习呼字功。

练习呼字功时，口唇撮圆似桶状，舌平放前伸，舌体下沉。气从口腔中部而出，经口唇发出"呼"声。随着呼吸念呼字，两手自下而上，导引气从足大趾内侧隐白穴进入，沿脾经上升以补脾气；接着一手上举引导脾气上升，另一只手向下，引导胃气下降，脾升胃降，以恢复脾胃正常的升降功能，促进食物由胃进入小肠，进一步消化后再降至大肠，以此推动整个消化过程。

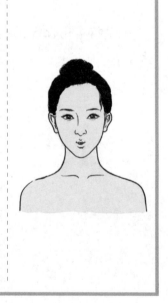

练习呼字功相当于八段锦中"调理脾胃需单举"的动作。在做动作的同时要伴随呼吸运动，一手单举时吸气，另一只手向下时呼气，伴随脾气的上升，将清气注入心脏，胃气下降时，将浊气排出体外。这种呼吸吐纳的功夫要四季长练，对于改善脾脏运化功能，祛除体内湿气大有好处。

扫一扫，看创意短视频

治标还要治本，让痘痘无处藏身

寒湿——特别怕冷，吃凉物爱腹泻

湿与寒，异名同类，都属于阴邪。湿气重了就会生寒，湿与寒又容易联合形成寒湿，对人体造成伤害。

寒湿停留在关节、经络，会造成关节疼痛；停留在脏腑，则会出现胸、腹、子宫等不同部位的疼痛。寒性凝滞，感受寒邪会损伤阳气，阳气失于温煦和推动，会令该部位的气血阻滞，气血不通则痛。同时，湿性黏稠，如果寒与湿裹在一起，既能阻滞气血，又会留滞不去，对人体伤害较大。

◎ 寒湿症状

体内寒湿重或者寒湿体质的人有什么症状呢？可根据以下自查表进行对照检查。

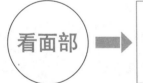 形体肥胖，体味较大，腰酸背痛，肌肉疲劳酸重。

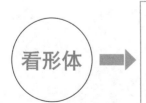 形寒肢冷，四肢关节疼痛，颈肩酸痛，腰酸背痛，肩周炎，出冷汗，爱打喷嚏、流鼻涕，身体浮肿，容易长湿疹、牛皮癣、白癜风等，女性痛经、小腹发凉。

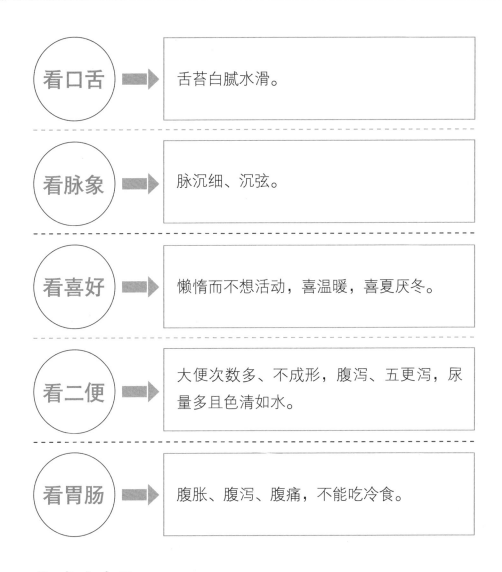

看口舌	舌苔白腻水滑。
看脉象	脉沉细、沉弦。
看喜好	懒惰而不想活动，喜温暖，喜夏厌冬。
看二便	大便次数多、不成形，腹泻、五更泻，尿量多且色清如水。
看胃肠	腹胀、腹泻、腹痛，不能吃冷食。

◎ 气血充足

寒湿对人体的伤害很大，许多疾病都是由于寒湿引起的。中医认为，人体的气血（正气）与感受的寒湿（邪气）是一对矛盾体，人体是否生病取决于正气、邪气的强弱。凡是气血不足的人，一方面容易受到寒湿之邪的伤害，另一方面本身容易生寒，气血不足导致阳气虚，阳气虚则"寒从中生"。

我曾遇到一名研究生，她由于学习紧张，长时间睡眠不好，导致身体透支，气血不足，而且变得很怕冷，一旦受凉就很容易感冒、痛经，如果吃了凉的东西就会肚子痛，平时大便就不成形。通过询问病史，查看其舌苔、脉象，我判断她是气血不足，脾胃功能失调，湿气内停，复受于寒，脾胃虚寒，寒湿内停。治疗时，我采取了温脾胃、散寒祛湿的方法，一周后复诊，她的各个症状都有所减轻，一个月后身体得以康复。

《灵枢·百病始生篇》记载："风雨寒热，不得虚，邪不能独伤人。"意思是如果你身体不虚，寒湿就不会伤害你，只有当身体气血不足时，才容易受到寒湿的伤害。因为气血不足，机体内脏功能会减退，脾阳、肾阳对机体的温煦功能下降，此时最容易受到寒湿的侵袭，寒湿侵入人体，进一步损伤内脏的阳气，使得病情难以化解，缠绵难愈。

那体内有了寒湿该如何祛除呢？答案就是补足气血，调整脏腑功能，调动体内的代谢能力。只有全身气血通畅，才能使体内的寒湿排出体外。所以预防、祛除寒湿，关键在于身体气血的充盈，这也是中医所说的"正气抗邪""正胜邪负"的道理。

◎ 炎夏防寒湿

寒湿源于两个方面，一是外感寒湿，二是内生寒湿。外感寒湿与气候、地域有关，冬季天气寒冷，尤其是下雪天、下雨天和阴天的时候，寒湿的天气很常见。但在炎热的夏季，感受寒湿者也不少见。七八月份水湿较重，闷热的天气让人们贪凉饮冷，又喜欢长期待在空调房间，这样体外虽然是炎热的，但寒湿容易积于体内。

现代交通工具都很发达，人们养成了不爱动的习惯。中医认为，动则升阳，阳气充足才可以把体内的湿气排出去，不运动容易造成体内湿气的积聚，久之身体发胖，寒湿内停。

很多年轻人还有熬夜的习惯，甚至晚上 12 点以后才睡觉。晚上 11 点之后是阳气初生的时候，如果你正在睡觉，阳气不会被耗散。但是若不休息，本该收敛的阳气没有潜入便会被消耗掉，久之就会导致阴盛阳虚，寒湿内生。

一些年轻女性在夏天穿得过少，像超短裙、露脐装等，使肩关节、膝关节没有得到足够保暖而受到风寒的侵袭，导致身体被寒湿所伤。

还有因为疾病用药造成的脾胃虚寒，比如清热解毒药多苦寒，如果用多了就会损伤脾胃阳气，造成寒湿内停。

寒湿重会造成体内气血凝滞、瘀阻。寒湿淤积在体表会导致肌肉僵硬，引发各种肌肉疼痛，如肩颈痛、腰腿痛、手脚发麻等；寒湿淤积在体内则会经常腹痛、腹泻、咳嗽稀白痰、打喷嚏、感冒、周身怕冷等。因此，即使在夏季也应防止寒湿的侵袭。

◎ 寒湿易袭

寒湿为万病之源，素体阳虚或者体内阳气损伤的人，容易受到寒湿的侵袭。寒湿会通过穴位侵入人体，尤其是以下 5 个穴位最容易受到寒湿的侵袭。

一是大椎穴，大椎穴位于第七颈椎棘突下凹陷中。手足三阳经的阳气由此汇入，并与督脉的阳气并行于头部，这也是阳经与督脉精气汇聚的地方。寒湿由此进入，可伤及肩颈、头部，引起肩周炎、颈椎疼、头晕头痛、失眠多梦等。

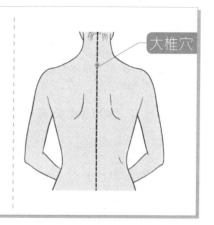

二是膻中穴，位于人体前正中线，两乳头连线的中点。此穴为宗气汇聚的地方，还具有化气行水的作用。寒湿由此进入人体，导致乳腺肿痛、乳腺增生、乳腺纤维瘤等，还可引起胸阳不振、胸闷、憋气等症状。

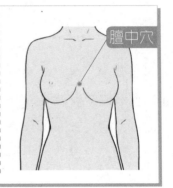

三是神阙穴，位于脐窝中部，在脐中央。寒湿由此穴进入人体，会聚集在腹部，导致腹部、盆腔寒湿重，可引起各种妇科疾病，如妇科炎症、月经不调、经血不畅、痛经、子宫肌瘤、卵巢囊肿、不孕不育症等。

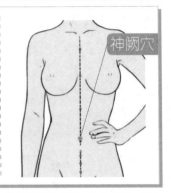

四是命门穴，位于第二、三腰椎棘突间。命，人之根本也；门，出入的门户也。寒湿由此穴进入人体，可引起腰酸背痛、腰膝酸软、肾虚、性功能下降等症状。

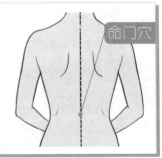

五是涌泉穴。位于足底部，蜷足时足前部凹陷处，在足底第2、3趾趾缝纹头端与足跟连线的前1/3与后2/3交点上。该穴名意指体内肾经的经水由此外涌而出体表。寒湿由此穴进入人体，可引起膝关节酸痛、风湿性关节炎等。

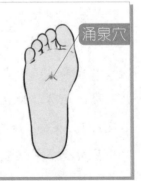

◎ 护好神阙

神阙穴是外界联系内脏的门户，寒湿之邪侵入人体，多由此处进入，所以一些阳气不足的人，常年要保护肚脐，有的甚至把肚脐包裹起来，就怕稍不留神，寒湿之气就会由此侵入身体，使腹部受凉，出现腹痛、腹泻、痛经等症状。

防止寒湿侵袭，保护好肚脐很重要。

平卧位，心态平和，全身放松，将右手掌放于神阙穴，沿顺时针方向用力按摩 100 次，再用左手沿逆时针方向按摩 100 次。

俗话说："常灸神阙穴，百病自会灭。"方法是取鲜生姜一片，放在肚脐上，然后用艾炷灸，每次约三壮；或者把艾灸盒放在肚脐上，每次灸 30 分钟；也可以根据病情先在肚脐部位放上配制好的中药粉剂，再行艾灸。

在肚脐上拔火罐，15 分钟取罐，可以起到除寒湿、增强免疫的作用。

用胡椒、干姜、小茴香、桂皮研细末，用黄酒调成糊状，敷肚脐上，纱布覆盖，透气胶布固定，连用 2～5 天。

◎ 艾叶泡脚

艾叶是艾草的叶子，有的地方称它为艾蒿、艾。这种植物的香味很浓郁，点燃后能够驱蚊。在中医看来，艾叶性味苦、辛、温，入肝、脾、肾经，作为药用已有两千多年的历史，最早的医书《五十二病方》中就曾记载它的疗效与用法。

艾叶香气温和，可驱寒湿、理气活血，是温经止血、散寒止痛不可多得的良药。临床上有些寒湿患者，我们会建议他们平时多用艾叶泡泡脚，以达到调五脏、祛寒湿的效果。

 艾叶泡脚

【材料】艾叶 50 克。

【做法】用水将艾叶煮开，之后加凉水或待温度降到 40℃左右，泡脚 20 ~ 30 分钟。以额头或者全身微微出汗为佳，时间不可过长。

【功效】温经通络、祛寒湿。

【禁忌】发烧的人、高血压患者禁止使用；女性流产后，体质虚弱者应避免太热的刺激，不宜使用；患糖尿病足的人，因对痛觉不敏感，水温感知不足，会增加烫伤的风险，所以也不宜使用。另外，艾叶泡脚不可过频，隔 1 ~ 2 天泡一次即可。

饭后一个小时就可以泡脚，泡完脚后喝一杯水，作为体液的补充。泡脚后还可以进行足底按摩 5 分钟。

◎ **姜红茶祛湿**

生姜的味道辛辣芳香，是很多家庭厨房里的必备食品。做菜时放点生姜，能够使原料更加鲜美可口，尤其是做肉类菜品时，生姜可以用辛温之气去除肉的腥味。

在中医看来，生姜有发散风寒的功效。如果你风寒入体，出现身体困重、怕冷的症状时，泡上一杯姜茶，喝完之后肌表的风寒会随汗发出来，身体就舒服了。当然，如果单用生姜做茶，味道不太好，我们可以在里面加入红茶和适量的蜂蜜。

生姜和红茶都有温阳、散寒、暖身的作用，饮用姜红茶能温阳补气、祛除寒湿，适用于经常手脚冰凉、胃寒疼痛、痛经或者处于减肥阶段的人士。

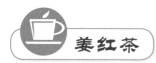

【材料】 生姜 10 克，红茶、蜂蜜或红糖适量。

【做法】 将新鲜的生姜清水洗净，切成细细的姜丝放在茶杯中，再把红茶包放入茶杯中，冲入沸水盖好，焖泡 3 分钟。水稍温后可加入蜂蜜或者少许红糖。

【用法】 一天饮用 2 ~ 6 杯为宜。冲泡次数以及红茶、姜的配比，随个人口味加减。

【功效】 温胃散寒、预防风寒感冒，增强身体代谢机能。

【禁忌】 体质弱、内热重的人，孕妇及哺乳期的妈妈忌用。

扫一扫，听微课

湿浊聚集，痛风是难挨的疼痛

风湿——关节容易僵硬、红肿疼痛

　　湿邪往往不会单独伤人，与风邪纠缠在一起，就会形成风湿。风和湿，一动一静，一阴一阳，一行一止，既矛盾又统一。

　　风湿伤人具备了风和湿不同的特点和危害，如风湿痹症，既有走窜疼痛的一面，又有沉重疼痛的一面。风湿伤人后产生了病理产物，这些病理产物又是致病因子，容易伤害血管，造成血液的瘀滞，形成各种痹症。

◎ 风湿症状

　　风湿伤人，由外向内，首先侵犯皮肤、肌肉关节，继而侵犯内脏，引起各种疾病，下面是风湿的症状表现。

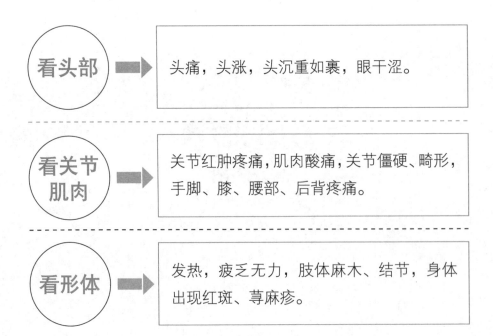

看头部 ➡	头痛，头涨，头沉重如裹，眼干涩。
看关节肌肉 ➡	关节红肿疼痛，肌肉酸痛，关节僵硬、畸形，手脚、膝、腰部、后背疼痛。
看形体 ➡	发热，疲乏无力，肢体麻木、结节，身体出现红斑、荨麻疹。

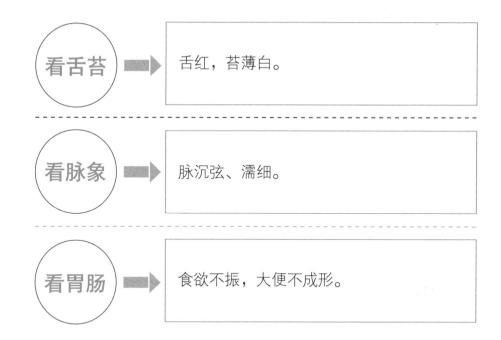

看舌苔 ➡ 舌红，苔薄白。

看脉象 ➡ 脉沉弦、濡细。

看胃肠 ➡ 食欲不振，大便不成形。

◎ 守住"四关"

春季主风，内应于肝，"春风得意""沐浴春风"说的就是人处于好的状态，柔和的春让人惬意。但初春时，倒春寒仍在，寒湿袭来，一些湿气较重、寒湿之邪蕴于体内的人，此时犹如雪上加霜，生命之火还未燃起，又回到阴暗之中。

春季，风当令，在倒春寒之际，风与寒湿裹在一起，首先侵犯人体肌表、肌肉关节，最容易复发风湿病。风湿之邪是从体表侵犯人体的，如果把住了身体的"关口"，外邪就不容易进入，所以春季防风湿，我们要守住"四关"。

"四关"之说由金元时期针灸医家窦汉卿首次提出，明代著名针灸专家杨继洲在《针灸大成》中进一步注释："四关穴，即两合谷、两太冲是也。"合谷、太冲两个穴位于手脚骨缝间，犹如守关的将士，所以称作"四关"。杨继洲进一步提出"开四关以预防疾病"，所谓的"开四关"就是针灸合谷穴、太冲穴，这两个穴位一气一血，一阴一阳，一升一降，协调配合，起到一定的防御作用。

"四关"是气血出入的要道，"四关"畅通无阻，则外邪不容易进入。若风寒湿外邪侵入，"四关"阻塞，气血运行障碍，痹阻不通，就会形成痹症。日常保健时，通过按摩这两个穴位，可以起到调节预防的作用。

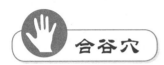

合谷穴

【**位置**】位于手背第一掌骨和第二掌骨间，第二掌骨桡侧的中点，也就是我们通常所说的虎口处。

【**方法**】拇指指腹按揉合谷穴 5～10 分钟。

【**功效**】疏风解表、宣通气血。

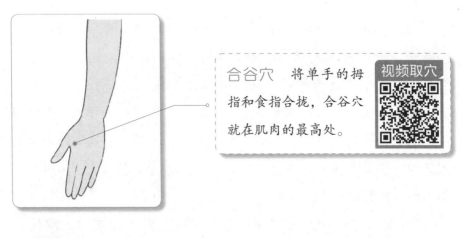

合谷穴　将单手的拇指和食指合拢，合谷穴就在肌肉的最高处。

视频取穴

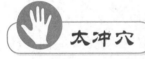

太冲穴

【**位置**】位于足背侧，第一、第二跖骨连接部位的前方凹陷处。

【**方法**】每次点揉 3 ~ 5 分钟即可，按摩时切忌用力过大，有略微疼痛感即可。

【**功效**】调气血、疏肝解郁、降血压、改善心脏供血，也有缓解胸痛、痛经。

太冲穴　脚放平，在大脚趾缝往脚背上约两手指宽的凹陷处。

视频取穴

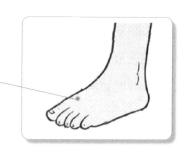

◎ 忌辛辣刺激

风湿病的主要症状之一是风湿性关节炎，关节炎早期主要表现为关节红肿疼痛、功能受限，晚期则表现为关节僵硬、畸形、功能丧失。

风湿性关节炎常常因为气候寒冷、阴天潮湿而诱发，体质内热的人，寒湿入里化热，出现以风寒湿热为表现的病症。此时治疗应以祛风除湿、清利湿热为主，在饮食方面应注意以下几点。

一是禁酒。酒虽是粮食之精品，但也是湿热的液体，饮用后会加重湿热。关节红肿本来是炎性反应，相当于中医的湿热证，喝酒就相当于向本来熊熊燃烧的火中又加了把柴，会使病情更为严重。所以关节红肿者一定要远离酒。

二是忌食海鲜。海鲜是海洋的生物，尤其带壳的海鲜，是大湿大寒之物。有风湿的人，食用海鲜会加重病情，因此应忌食海鲜等物。

三是忌食辛辣。关节红肿疼痛，本来是风湿热蕴于关节所致，如果多吃辛辣之品，无异于火上浇油，会加速病情的复发，或者导致病情加重。因此辛辣之物也是禁止食用的。

◎ 运动护关节

在阴雨天，很多人的关节会出现僵硬、疼痛的表现，这是由于天气湿度大、温差大，影响到了血液的黏稠度，引起炎症的发作。如果能多注意关节的运动，使肌肉关节保持较好的血液循环，阴雨天对关节炎的影响就不会很严重，所以建议大家即便在阴雨天，也要适当地运动，以免病情复发。

运动方式以上下肢运动和太极运动为主。上肢运动可采取双臂前伸，手心朝下，双手向下、向外、向后做类似游泳划水的动作，或者双手缓慢向上、向外举高伸展，然后缓缓放下，每日重复数次。

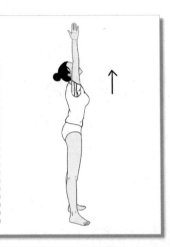

下肢运动是采用坐姿或卧姿，交替将双腿伸直、上提，离地 30～40 厘米，持续 10 秒后放下，重复动作数次。

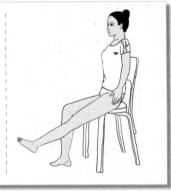

太极拳也是很好的运动方式，太极武术的特点在于保持良好姿势的同时，进行缓慢而柔和的运动。

◎ 姜护关节

　　生姜既是调味品，也具有很好的药用价值，其性味辛温，入脾胃肺经，可以散发肌表、关节、肌肉的风寒，还可以驱散胃肠道的寒湿之气。孔子在《论语》中就提到"不撤姜食"，并且有长期吃姜的习惯。我的导师路志正先生已经100岁了，身体健康无病，也得益于他吃了一辈子的姜。

　　生姜可以保护关节，下面是生姜护关节的不同用法。

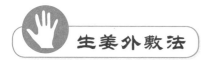

　　【材料】花椒2两、鲜生姜10片、葱白5根。

　　【做法】先将花椒压碎，鲜姜、葱白切碎，再将它们混合后装药袋内。将药袋放在关节处，上面放热水袋，盖上被子，敷30分钟，早晚各一次，7天为一疗程。

　　【功效】温经散寒、改善局部血液循环、促进炎症吸收、缓解粘连止痛，可用于各种关节痛的治疗。

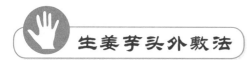

　　【材料】生姜、鲜芋头等量，面粉适量。

　　【做法】将生姜洗净、捣烂、绞汁；芋头削皮切碎、捣烂如泥；二者混合后加入适量面粉，搅成糊状，摊于布上，贴在患部，一日更换2次。

　　【功效】散寒祛湿、补气止痛。

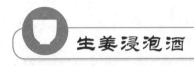 **生姜浸泡酒**

【材料】白酒 500 毫升、生姜 200 克、纱布或毛巾 2 块。

【做法】将生姜洗净后剁成姜末，用白酒浸泡半个月，然后将纱布或毛巾浸泡姜酒中，第二天拧干，晾一晾后裹在患处，约半小时换一块。

【功效】温经散寒、活血止痛。

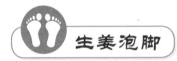 **生姜泡脚**

【材料】生姜 10 片。

【做法】将生姜片放入备好的约 42℃ 的温水中，泡脚半小时。

【功效】祛风散寒、活血通经，能有效缓解风湿关节疼痛的症状。

【禁忌】经常便秘、肝阳上亢的人要少用。

◎ 穴位按摩

穴位按摩既可治疗各种痛症，也可达到祛风除湿的效果。根据风湿发生的机理，适当选取脾经、肝经、肾经的穴位进行按摩，可以达到祛风除湿、缓解关节肌肉疼痛的效果。

下面介绍 4 个常用的祛风除湿要穴，希望能帮助到你。

风池穴

中医认为"风为百病之长"，而且"颠顶之上，唯风可到，伤于风者上先受之"。头部位于身体的最高处，容易受到风邪的侵袭，所以头痛也称头风。风池穴在头颈的交界处，风池，顾名思义，富含风热水湿，水湿之气在这里化为阳热风气舒散到头颈各部。当外界风邪入侵，头部清阳之气因为外邪的阻滞影响气血的流通，从而引发头痛。这时，按摩风池穴能够祛风散寒、舒经通络，把风邪赶出去，头痛自然也就消除了。

风池穴

【位置】位于后脑勺、后枕部两侧入发际一寸的凹陷中。

【方法】两手拇指分别放在风池穴上，其他四指轻抚头部，拇指由轻到重按压风池穴 20 ～ 30 次，以有酸胀感为度。

【功效】祛风湿、缓解头痛。

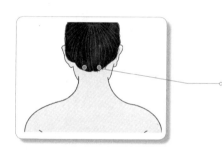

风池穴 先摸到颈后的两根大筋，在其两旁与耳垂相平的地方就是本穴。

视频取穴

曲池穴

在穴位中，凡是带有"池"字的多位于关节处，是"经水存积之地"，曲池穴是气血、水湿汇聚的地方，也是大肠经经水最丰富的穴位。按摩此穴位可起到疏风清热、调和营卫、理气活血、祛风湿、利关节、止痹痛的作用，所以经常用于治疗上肢痿痹、瘫痪等诸疾。

例如，肩膀手肘受到风寒湿邪的侵扰后，屈伸活动不利，这时就可以通过按摩曲池穴来辅助调理身体，缓解疼痛。

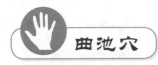 **曲池穴**

【位置】位于肘横纹外侧端，屈肘，尺泽穴和肱骨外上髁连线中点。

【方法】用大拇指指腹垂直按压曲池穴，每次 3 分钟。

【功效】清热解表、散风止痒、消肿止痛、调和气血、疏经通络。

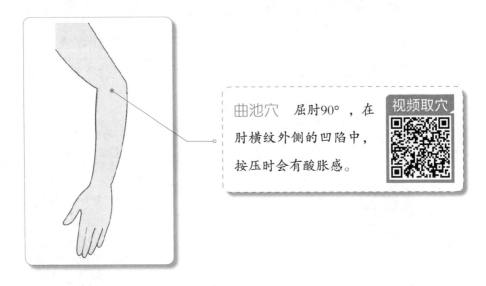

曲池穴　屈肘90°，在肘横纹外侧的凹陷中，按压时会有酸胀感。

视频取穴

足三里穴

足三里穴在穴位中的知名度很高，它是足阳明胃经的合穴，脾胃的气血汇聚在这个穴位。

"三里"，即理上、理中、理下的意思。胃处于肚腹的上部，如果遇到胃脘疼、胃胀的情况，就需要"理上"，按摩时手法向上用力；腹部处于正中，如果出现不适就要"理中"，直接往内按揉即可；小腹处于下部，如果有疼痛等症状，按摩时要向下方用力，即"理下"。

足三里穴可以健脾、和胃、止痛，治疗胃腹痛、泄泻、食欲不振等症，还可以祛风湿，治疗各种风湿症，是常用的强壮穴。

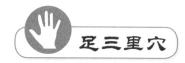

足三里穴

【位置】足三里穴位于小腿前外侧，当犊鼻下三寸（外膝眼下四横指），距胫骨前缘一横指，胫骨前肌上。

【方法】日常保健时，可用拇指指面着力于足三里穴位之上，垂直用力，向下按压，按而揉之。其余的四指握拳或张开，起支撑作用，以协同用力。当身体产生酸、麻、胀、痛和走窜等感觉并持续数秒后，渐渐放松，如此反复操作数次即可。还可以捶打、艾灸足三里穴位。

【功效】燥化脾湿、生发胃气。

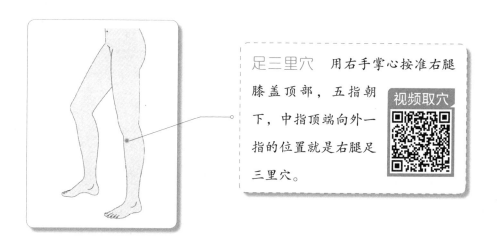

足三里穴 用右手掌心按准右腿膝盖顶部，五指朝下，中指顶端向外一指的位置就是右腿足三里穴。

视频取穴

三阴交穴

三阴交穴是足太阴脾经、足厥阴肝经、足少阴肾经三条阴经的交会穴，故名。脾经运化的水湿之气，肝经提供的水湿之气，肾经提供的寒冷之气，全部汇聚于此。按摩此穴可起到补脾胃、补肝肾、祛湿利水的作用。此外，三阴交穴还有"女三里"之称，被视为"女人穴"，对于女性调月经、治白带都有不错的效果。

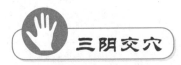

三阴交穴

【位置】位于内踝尖上直上三寸，胫骨后缘靠近骨边凹陷处。

【方法】用大拇指按压，每次 3 分钟左右。

【功效】健脾益气、补血、补肝肾、调经。

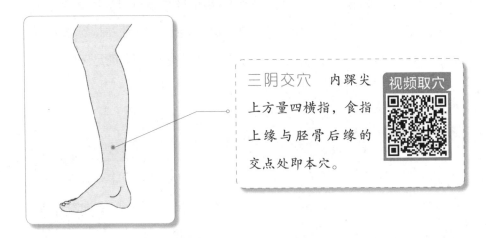

三阴交穴　内踝尖上方量四横指，食指上缘与胫骨后缘的交点处即本穴。

视频取穴

　　虽然按摩穴位能够调理我们的身体，但是并不能包治百病，只是作为缓解身体不适的辅助手段。另外，不是所有人都适合按摩穴位，孕产妇及身体虚弱者需要在医生指导下尝试，不要自己贸然按摩。

扫一扫，看精品视频

找出隐匿的中风元凶

虚湿——身体虚，容易感冒，爱出汗

祛湿千万别忘了补虚，如果身体的"金钟罩"牢不可破，外来的邪气如何钻得进来？中医治水湿，祛湿的同时一定会治脾，因为脾属土，能制水，相当于水之堤防，可以防止水湿的泛滥。《黄帝内经》指出："诸湿肿满皆属于脾"，意思是所有因为湿引起的满胀、水肿等疾病，都与脾有关系。

脾与湿就像一对孪生体，脾虚必然生湿，有湿必然伤脾。体内有湿，首先要调养脾胃，脾强则湿邪去，这也是祛除湿邪的基本法则。

湿为阴邪，容易伤阳气，当阳气不足时，湿邪就会乘虚而入。祛除湿邪，除了改变不良习惯外，还要注意保护阳气，体内阳气充足，湿邪就不会侵入。

◎ 虚湿症状

脾胃虚弱可造成湿邪内停，久之形成虚湿体质，其常见症状为：

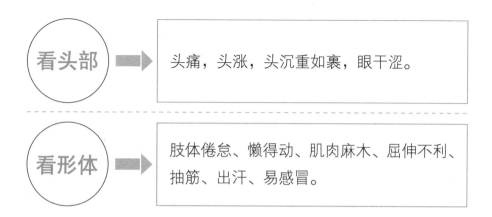

看头部 ➡ 头痛，头涨，头沉重如裹，眼干涩。

看形体 ➡ 肢体倦怠、懒得动、肌肉麻木、屈伸不利、抽筋、出汗、易感冒。

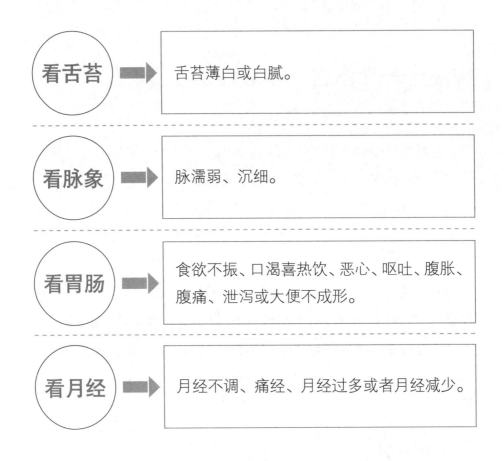

看舌苔 ➡ 舌苔薄白或白腻。

看脉象 ➡ 脉濡弱、沉细。

看胃肠 ➡ 食欲不振、口渴喜热饮、恶心、呕吐、腹胀、腹痛、泄泻或大便不成形。

看月经 ➡ 月经不调、痛经、月经过多或者月经减少。

◎ 手脚心出汗要注意

手心、脚心出汗，多认为与身体素质和内分泌有关。有的人越冷手脚心越容易出汗，这是体质虚寒的表现，说明体内湿气比较重。

手脚出汗的根源其实在于脾胃，脾胃功能失调，导致湿邪内停，水湿之邪首先从肢体的末端散发，因此出汗较多。把脾胃调养好，增强脾胃的运化功能，杜绝出汗之源，出汗就会减少。

当代年轻人喜欢熬夜、贪凉饮冷，导致身体容易上火，而寒凉又伤了脾胃，造成火郁于内，湿气散发不出来，阳气不能达于外，从而表现为手脚出冷汗、面部长痘等症状。治疗的时候，一方面要顺其性，给邪气出路，打开湿热疮毒向外透发的门户，中医称之为

"火郁发之"，另一方面也不要忘记健脾除湿，因为这才是治疗的根本方法。

◎ 祛湿先补虚

《黄帝内经》有载："风雨寒热不得虚，邪不能独伤人。"我经常会遇到这样的人，原来身体很好，一旦身体虚了，湿气就来了。

前段时间，我碰到一位女同志，40多岁，最近常感觉身体疲劳，每天无精打采，容易气短、感冒，睡眠也不太好，吃饭没胃口，大便不成形，月经也比以前减少了。经察看，我发现她舌苔白腻，脉弦细，因此判断她的症状是气虚湿重造成的，所以给她推荐了补气祛湿的药物。

一周后，她告诉我，气短、大便不成形等症状有明显改善。继续调理治疗一个月后，身体康复。

这位女同志主要是因为人到中年，生活压力较大，加上睡眠不好，导致身体透支，气血不足，从而引发肺脾肾功能失调，排湿能力下降，湿气内停。所以在服用补气祛湿的药物后，身体逐渐恢复正常。

这也说明身体肺气足、肾气旺、脾胃运化功能好，则体内的湿邪难以停留，外湿也难以入侵。一旦身体虚弱，代谢功能失常，就会湿邪内留，所以祛湿首先要补虚，身体强壮了，湿邪就无藏身之地。

◎ 补脾肾治虚

有些湿气重的人，会出现疲乏无力、容颜憔悴、白发增多、舌苔厚腻、大便稀溏等脾虚、肾虚共有的症状，也叫作脾肾两虚。这种情况单纯补脾或补肾难以奏效，脾肾双补才是最佳治疗。如果有肾虚症状一定要补肾，即便没有肾虚症状，也要提前补肾，这叫作"治疗在发病之先""治未病"。

说到脾肾双补，山药和芡实是我们经常选用的食材。

山药具有健脾补肺、固肾益精等多种功效，并且对肺虚咳嗽、脾虚泄泻、肾虚遗精、带下及小便频繁等症，都有一定的疗补作用。现代人大多湿重，在日常饮食中加入山药，利用山药健脾利湿的功效，可以恢复充沛的精力。山药的营养价值也非常高，搭配某些食物，不仅可以使山药的营养翻倍，还能防病、治病。

山药的吃法多种多样，最简单的办法就是洗完后直接切段上锅蒸，也可以用山药熬粥或者搭配其他食物炒着吃。

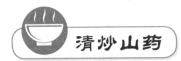 清炒山药

【材料】山药 300 克、木耳（发）200 克、葱 1 根、盐少许。

【做法】木耳发好洗净并撕成片，山药切片用水浸泡，葱切成葱花，锅烧热后倒入油，将山药迅速滤水，倒入锅里大火快速翻炒，倒入木耳炒两下关火，加入葱花和盐，再炒两下即可出锅。

【功效】健脾益气、养血。

芡实又叫鸡头米，同山药一样，不仅可以作为食物，也能作为药物。在《神农本草经》中，芡实被列为"上品"。中医认为，芡实性平，味甘涩，归脾、肾经，能够平和地补脾、补肾，适用于脾肾虚弱导致的五更泻、遗精滑精、女性白带多等病。

芡实生吃能补肾涩精，熟吃则可健脾和胃。炒过的芡实性偏温，补脾和固涩的功效更强，主要用于脾虚导致的拉肚子、白带增多和肾虚精关不固引起的滑精等。

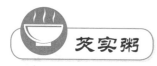

【材料】芡实 30 克、大米 200 克。

【做法】将芡实炒一下，炒至颜色变深即可，之后与大米一同熬粥。

【功效】补中益气、温补脾肾。

◎ 艾灸脾腧

脾腧穴，脾脏的湿热之气可以由此外输膀胱经。膀胱经在人体的后背，从头到脚贯穿人体，几乎每个重要的脏腑都会有一个腧穴在后背与膀胱经相通。脾腧穴，也可以理解为，脾脏毒素从膀胱经排出的通道。

刺激脾腧穴一方面有助于和胃健脾，另一方面还能将脾脏的湿热之气借由膀胱经疏散。

按摩或艾灸脾腧穴可以治疗消化性溃疡、脘腹胀满、胃炎、消化不良、泄泻、肝炎等病，还可以治疗胸胁支满、呕吐噎膈、便血、带下、糖尿病、贫血、月经不调、肾炎等病。

【位置】位于背部，第 11 胸椎棘突下，旁开 1.5 寸。

【方法】艾炷灸 5～7 壮，或用艾条温灸 10～15 分钟。还可以配伍中脘穴、三阴交穴、足三里穴等穴位治疗呕吐；配伍胃腧穴、中脘穴、足三里穴、关元腧穴等穴位治疗泄泻；配伍肾腧穴、三阴交穴等穴位治疗消渴。

【功效】利湿升清、健脾和胃、益气壮阳。

【禁忌】孕妇禁用。

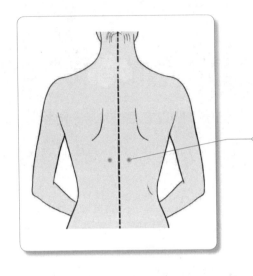

脾腧穴　后腰上与肚脐相对的是第二腰椎，从第二腰椎向上摸到第三个椎体，就是第十一胸椎，棘突下旁边两指处就是脾腧穴。

◎ 养生药膳，健脾胃、滋养身体

中国人讲究食补，古人早就有"药食同源"的说法。在制作饭菜时，会将食物与某种药物配合，经过烹饪，食物既有了色香味的特点，又有了治病保健的功效。下面着重介绍两款可以健脾胃、滋补身体的药膳。

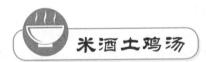

米酒土鸡汤

【材料】糯米酒 500 毫升、鲜土鸡 250 克、生黄芪 20 克，红枣 5 个，当归 6 克。

【做法】鲜土鸡洗净，去头、颈和爪，剁成小块后焯水；黄芪、红枣、当归洗净；土汤锅内加入适量清水，放入鸡块、大葱段和姜片同煮，大火烧沸后加入糯米酒、红枣和当归，转小火炖 1 小时；开锅撇去浮沫，加适量盐和鸡精调味即可。

【功效】健脾开胃，滋补身体。

米酒土鸡汤具有温中散寒、补气血、健脾开胃的作用，既滋补了身体，还能祛风湿、防暑湿。其中，糯米酒甘甜芳醇，能刺激消化腺的分泌，增进食欲，有助消化；土鸡可以补气血，强身健体，促进新陈代谢，增强免疫力；黄芪补气，当归活血、补血，大枣补血。另外，用糯米酒炖制肉类能使肉质更加细嫩，易于消化。

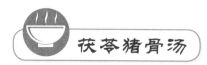

【材料】茯苓 50 克、猪骨 500 克。

【做法】猪骨洗净，放入锅中加适量水，煮熟后撇去浮油，加入茯苓，再煮 30 分钟即可。食用时可去药喝汤。

【功效】健脾利湿、补阴益髓，适用于肾虚耳鸣、腰膝酸软、阳痿、遗精、烦热、贫血等症。

茯苓性味甘淡、平，入心、脾、肺经，具有补脾和胃、淡渗利湿、宁心安神的功效。其药性平和，利水而不伤正气，主要通利腰以下的水湿，不管是湿热还是寒湿，只要水湿内停，都可以用。同时，茯苓对于脾虚所致的湿邪内停，可以标本兼治，既可补脾肺，又可利湿邪。对于湿聚为痰者，茯苓配合陈皮、半夏等也有一定的作用。

扫一扫，看精品视频

我的腰怎么了

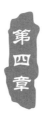

湿气一除，百病皆无：

常见病的祛湿防治宝典

　　湿邪伤人，外至皮肤、肌肉、筋脉关节，内至五脏六腑，无处不到。祛湿是应对各种小毛病的关键，抓住不同湿邪的特点，阻断湿病的源头，使湿邪无处藏身，病便不会再找来。

扫一扫，看精品视频

怎样让胃癌远离你

感冒——补足卫气，赶走病邪

感冒是很常见的疾病，大部分人都曾受到感冒的侵扰。当卫气护卫于外的能力下降，此时若遇到天气变化，就会导致风寒湿邪侵入，引发感冒。

卫气是护卫的意思，也就是肌表的防御。人体对抗外界风寒湿邪的能力取决于卫气的盛衰。卫气强，则风寒湿邪难以入侵；卫气虚，人体汗孔开合能力减退，风寒湿邪乘虚而入，停留在肌表，就很容易患上感冒。

卫气虚的人平时容易出汗，不耐劳作，工作量或活动量稍有增大就感觉十分疲乏，遇到天气变化，往往不能适应而出现鼻塞流涕、咽痛身痛、发烧等感冒症状。要想预防感冒，关键是要补足卫气，提高抗病能力。

◎ 防治感冒，按印堂穴和太阳穴

印堂穴、太阳穴分别位于头部正中和两边，相当于头部的风口。按摩这两个穴位可以起到防止病邪进入、预防感冒的作用。

印堂穴是经外奇穴，也是人体三大经络足太阳膀胱经、足阳明胃经及任脉的汇集之地。其中，膀胱经主宰人体的阳气，胃经主宰人体的血气，任脉则主宰人体之阴。所以印堂穴汇集了人的阳气、血气、阴气，与人体的抵抗力关系密切。按揉此穴可抵御病邪，预防感冒。

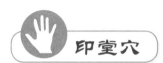

【**位置**】位于前额部,左右眉头连线与前正中线的交点处。

【**方法**】拇指按在印堂穴上,其余四指放在前发际处做支撑。拇指用力按压约 50 下,再按顺时针方向揉 15 次,逆时针方向揉 15 次,再重复一遍,共 60 次。

【**功效**】增强抵抗力、预防感冒。

太阳穴也是经外奇穴,此处神经丰富,按摩此穴可起到预防感冒、抗御病邪的效果。

【**位置**】在头部颞部,眉梢与目外眦之间,向后约 1 横指的凹陷处。

【**方法**】两手拇指分别按在左右太阳穴上,其余四指放在头上,两拇指同时用力按 30 下,不松劲,接着向前揉 10 次,向后揉 10 次,

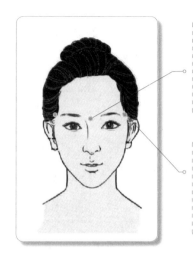

印堂穴　印堂穴取穴时,两眉头连线的中点即是。

视频取穴

太阳穴　在头部侧面,眉梢和外眼角中间向后 1 横指,触及一凹陷处即是。

视频取穴

之后重复，共 40 次。

【功效】健脑提神，缓解头痛。

◎ 艾灸大椎和风池，感冒绕着走

艾灸能调和阴阳，温通经络，行气活血，温阳补虚，驱散寒湿之邪。所以寒湿型感冒，可以采取艾灸的方法。艾灸常选取大椎穴和风池穴。

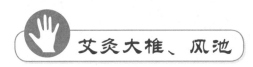

艾灸大椎、风池

【位置】大椎穴在人体后背督脉上，第七颈椎棘突下凹陷中；风池穴位于后脑勺、后枕部两侧入发际一寸的凹陷中。

【方法】点燃艾条对准大椎穴或风池穴，距皮肤约 2 ~ 3 厘米处进行艾灸。以局部有温热感而无灼痛感为宜，每次灸 10 分钟至皮肤出现红晕为度。艾灸完一穴再灸下一穴。

【功效】驱散风寒湿邪，治疗感冒。

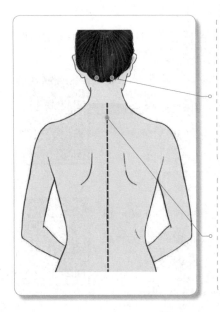

风池穴　把拇指和中指呈C形，自然放于枕骨两边，轻轻滑到后枕部时会明显发现两个凹陷，就是风池穴。

视频取穴

大椎穴　低头时摸到的颈后最突出的椎骨就是第七颈椎，在它下方的凹陷处就是大椎穴。

视频取穴

◎ 肺气虚引起的感冒，敷贴肺腧穴

肺主气，肺气不足可导致呼吸不利，卫气护卫于外的功能失常。当人体寒温不适、劳伤过度的时候，风寒湿之邪便会乘虚而入，患上感冒。肺气虚引致的感冒，症状常见咳喘无力、气短、痰液清稀、声音低怯、神疲体倦、畏风自汗、舌淡苔白、脉虚等。治疗这种感冒应补益肺气，祛除风寒湿邪。

肺腧穴归属足太阳膀胱经。膀胱经位于人体后背脊柱旁，是人体的藩篱，也是全身阳气集中的地方。风寒湿邪侵袭人体，首先侵入膀胱经，再由此进入人体。为了防止病邪侵入肺部，按摩肺腧穴可以起到预防作用，一旦患上感冒，贴敷此穴也有一定的治疗作用。

 贴敷肺腧穴

【位置】位于人体背部，第三胸椎棘突下，左右旁开 1.5 寸。

【方法】取麻黄 10 克、细辛 3 克、白芥子 20 克。上药打成细粉，加水调成中药糊。将中药糊做成 1.5 厘米 ×1.5 厘米大小的药饼贴在肺腧穴上，用棉垫隔离、胶布固定，每周一次。也可使用感冒贴

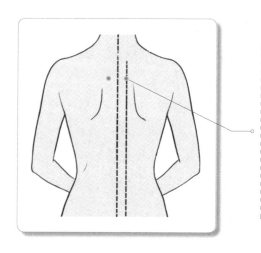

肺腧穴 低头，颈部会出现一个高点，从此处向下数，数到第三脊椎骨，再往左或右两横指位置即肺腧穴，左右各一个。

或艾灸贴直接贴在肺腧穴上，每周换一次。

【功效】补益肺气，祛除风寒湿邪。

◎ 感冒调理茶饮

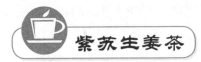

【材料】紫苏叶 5 克、生姜 3 片、大枣 3 枚。

【做法】将上面 3 种材料放入锅内，加水适量，煮半小时即可。吃枣、喝水，当茶饮。

【功效】发汗、解表散寒，适合伴有鼻塞清涕、咳嗽白痰、恶寒发热、全身疼痛等症的风寒感冒者。

【禁忌】阴虚火旺者不宜饮用。

【材料】金银花 30 克、桑叶 10 克、芦根 20 克、蜂蜜适量。

【做法】将金银花、桑叶、芦根放入锅内，加水适量，煎煮 20 分钟，取出药液再加入蜂蜜，搅拌均匀即可。

【功效】清热解毒、辛凉解表，适合伴有咽喉肿痛、发热重、有汗、黏痰等症的风热感冒者。

【禁忌】风寒感冒者不宜饮用。

【材料】荷叶 12 克、藿梗 12 克、佩兰 12 克。

【**做法**】上 3 药放入锅内煎煮 20 分钟即可。煎出的药液，代茶饮。

【**功效**】化湿解表、健脾和胃，适合伴有头昏、疲倦、无汗、流涕、胸闷等症的伤湿或夏季暑湿感冒者。

扫一扫，看精品视频

让黄褐斑不再烦人

咳嗽多痰——止咳化痰，提高免疫力

很多心脑血管病人，都不同程度地感觉自己痰多。有的人经常早晨起来就吐痰，有的人虽然不吐痰却总感觉咽部有异物，这些有形之痰、无形之痰就是造成高血脂、高血糖、动脉硬化、血管狭窄的祸根。有痰则会生瘀，瘀是构成心脑血管病的基础。

中医有五脏皆能使人咳嗽的说法，痰的产生与脾、肝、肾、心、肺的功能均有关联。如果出现咳嗽的症状，单纯治肺总也治不好，就说明你没有从整体上看待咳嗽。

如果你受到情绪影响而咳嗽，同时伴有脸红、口咽干燥、口苦等表现，可能是肝脏的问题；如果出现痰多、痰湿，大便不成形，消化不良等症状，可能是脾脏出了问题；如果身体比较怕冷，咳嗽会因为天气变冷而加重，甚至出现喘，可能是肾脏出了问题；而那些经常在夜间发作的干咳、胸闷气喘，尤其在劳累和平躺后，气喘加重，很可能是心脏出现了问题。

医生看病的过程有点像侦探，需要通过病人所表现出的蛛丝马迹，揪出疾病的元凶。如果能根据咳嗽的具体表现分析是哪个器官出了问题，并采取针对性治疗，那么咳嗽多痰就不难解决了。

◎ 艾灸孔最穴、列缺穴补肺驱寒

正值北京的深秋季节，一天，我在上班的路上偶然碰到老彭，这是一位好几年不曾联系的老朋友。喜出望外的碰面不免相互嘘寒问暖，聊天的时候，我发现老彭一直在咳嗽。细问之下，他告诉我，最近两年每到深秋及入冬季节，他就会不断地咳嗽，痰不多，但咳嗽总不好，晚上也会影响睡眠。观察之后，我给他支招："老彭，这是抵抗力下降的表现，可以吃点补气化痰止咳的药，也可以做做艾灸，补肺驱寒，咳嗽才会被彻底控制。"

天气转凉后，寒气入肺，影响了肺气的肃降，一些阳气不足、抵抗力低的人就会出现反复咳嗽、久治不愈的情况。这种人多属于虚寒体质，夏季的空调、秋冬季的冷空气、冒雨涉水等都可能使咳嗽复发。治疗时首先要通过补阳气改善虚寒体质，最好的办法就是艾灸。

孔最穴和列缺穴是艾灸时最常选用的两个穴位。

孔最穴是手太阴肺经的郄穴，是气血深聚的穴位。孔是空穴的意思，指经气最旺的地方。艾灸这个穴位可以最大限度地补充阳气，通过补肺气达到缓解久咳的效果。艾灸这个穴位对于咳血也有一定的辅助作用，同时可以清热解表、润肺利咽。如果每年冬季都会咳嗽发作，可以在夏天时艾灸，借助外界的炎热，更好地起到补充阳气、排毒活血的作用。

孔最穴

【位置】位于人体前臂掌面桡侧，当尺泽穴与太渊穴连线上，腕横纹上 7 寸处。

【方法】点燃艾条，对准孔最穴艾灸 10 分钟，至局部红热为度。每天可以艾灸 2 次。

【功效】补肺气、缓解久咳。

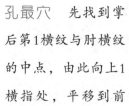

孔最穴 先找到掌后第1横纹与肘横纹的中点，由此向上1横指处，平移到前臂外侧骨头的内缘，就是孔最穴。

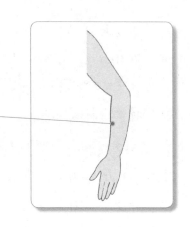

　　列缺穴是手太阴肺经的络穴，也是八脉交会穴。此穴能通行表里阴阳之气，邪气在表时可借宣散肺气之功祛风解表，邪气入里时又可借表经之道，引邪外出。所以，此穴具有疏风解表、宣肺理气、止咳平喘的作用。艾灸时要注意，这个地方的皮肤较薄，不宜用瘢痕灸。

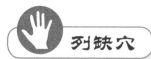 **列缺穴**

　　【位置】位于人体前臂桡侧缘，桡骨茎突上方，腕横纹上1.5寸。

　　【方法】点燃艾条，对准列缺穴，艾灸10分钟，至局部红热为度。每天可以艾灸2次。

　　【功效】疏风解表、止咳平喘。

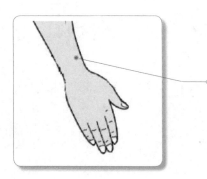

列缺穴 两手张开，虎口处垂直交叉，其中一手食指压在另一手的桡骨茎突上，食指间下的赤白肉际的凹陷处就是本穴。

◎ 蒜敷脚心，让咳嗽"刹车"

很多人的咳嗽是感冒"后遗症"，感冒虽已治愈，但外邪入里，邪气仍在体内，故而咳嗽久治不愈。用大蒜敷涌泉穴，可以引肺气下行而宣肺止咳，同时又能降胃气，辅助肺气下降而止咳嗽。所以，该方法对于风寒犯肺或肾虚导致的咳嗽效果较好。

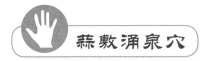

蒜敷涌泉穴

【位置】位于足前部凹陷处，第二、三趾趾缝纹头端与足跟连线的前 1/3 处。

【方法】大蒜切成薄片或捣成泥，每晚睡觉前，洗净脚后把大蒜敷在脚心涌泉穴上，用胶布贴紧。一般晚上敷贴，晨起取下，时间 8 小时左右。连续敷 7～10 天，效果更佳。

【功效】上温肺气，下暖肾阳，适合风寒犯肺或肾虚引起的咳嗽。

【禁忌】少数人脚心敷蒜时会起水泡，这时可暂停敷贴，待水泡破后皮肤复原再敷贴，如果期间灼热难受也可取下。小儿皮肤娇嫩，糖尿病患者皮肤敏感性降低，二者使用时要特别注意。

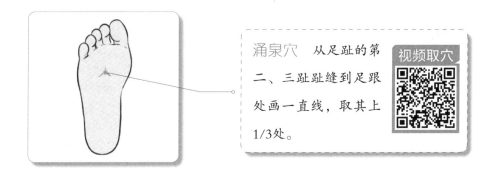

涌泉穴 从足趾的第二、三趾趾缝到足跟处画一直线，取其上 1/3 处。

视频取穴

◎ 咳嗽调理食谱

 百合陈皮茶

【材料】百合 30 克、陈皮 15 克、冰糖适量。

【做法】将百合、陈皮同放砂锅中，加水浸泡 30 分钟后，先大火后小火煎煮两次，每次 20 分钟。两汁合并后加入冰糖。饮水食百合。

【功效】润肺、止咳、化痰。

【禁忌】孕妇慎用。

 百合大枣杏仁粥

【材料】大枣 10 个、百合 30 克、杏仁 10 克、粳米 100 克、盐适量。

【做法】将粳米加水入锅煮至米粒开花，加入洗干净的大枣、百合、杏仁煮至稠状，最后加入盐即可。

【功效】止咳平喘、降肺气、润肠通便、健脾和胃、补气血。

【禁忌】肺热咳血者慎用。

 川贝梨汤

【材料】梨 200 克、川贝 10 克、枇杷（鲜）20 克、冰糖 30 克。

【做法】将梨、川贝、新鲜枇杷洗净，再把梨和枇杷切块，之后将所有材料一起放入锅内，大火煮开，小火慢炖 30 分钟即可。

【功效】润肺清肺、化痰止咳，适合热性咳嗽人群。

【禁忌】咯痰清稀色白、白泡沫痰的寒痰者，痰多色白、苔厚腻、便溏的湿痰者都不宜服用。

慢性腹泻——赶走湿邪，恢复脾胃功能

前段时间，我在一次饭局上遇到一位老朋友。刚见到他时，我差点没认出来，他的面色萎黄，身体消瘦，说话气力也不足，与三年前的形象迥然不同。他见到我像见到救星一样，迫不及待地向我诉说着他最近的身体情况并希望得到建议。

通过交谈，我得知他近两年有了腹泻的毛病，平时大便稀溏，只要受凉或者一吃凉东西就会腹泻，食欲也不太好，身体逐渐消瘦。我知道他以前很喜欢喝啤酒，就问："你是不是啤酒喝多了？"他回忆说，两年前的夏天，他因工作调动在山东青岛待过一段时间，每天聚会都会喝啤酒、吃海鲜，自那段时间之后就经常拉稀。虽然后来回北京，海鲜吃得少了，但腹泻的毛病始终不好，近一两年还出现消瘦乏力等症状，身体大不如从前。

我看了看他的舌苔，又把了把脉，综合判断他是因为吃凉性东西损伤了脾胃，导致脾虚湿盛，出现了大便稀溏、不成形等症状。只要把脾胃功能调好，注意饮食，身体会慢慢恢复的。随即，我给他开了一个健脾祛湿、补气止泻的处方。

时隔一个月，他告诉我，气色以及症状大有改善，精神状态也有了明显改观。

如果我们的饮食偏生冷，常喝啤酒、吃海鲜，或者夏天经常吹空调，缺乏运动，就会损伤脾胃运化的功能。脾胃是运化水谷精微的器官，如果脾胃运化功能减退就会导致水湿运化不走而停留于胃肠道，肠道湿气重就容易出现大便不成形、腹泻等症状；胃部湿气重，导致消化吸收受到影响，就会出现不欲饮食、纳食不香、腹胀、头发多油、面部萎黄、流口水、困倦乏力、舌体胖大有齿痕、舌苔白腻等症状；脾虚湿重也会影响心脏的功能，导致心神不安、失眠等症状，久之脾虚伤肾。

◎ 睡前摩腹，增强脾胃运化能力

摩腹疗法是一种自我按摩疗法，主要是对腹部进行有规律的按摩。通过摩腹可以调整脾胃运化的功能，助消化、补气血。 古代有"摩腹走一走，活到九十九"的说法，此法自隋唐时代就有记载，至清代更有详细的论述，近代又将其进行了完善。用于治疗脾运不健、消化不良、水谷积滞、腹胀中满等疾病。

 摩腹疗法

1. 坐位或卧位，自然呼吸。

2. 双手叠掌置脐下腹部，男子左手掌心贴腹，右手覆左手上，以脐为中心，两手绕脐，由小至大。

3. 男子先按顺时针方向作螺旋式转摩 50 圈，再沿逆时针方向转摩 50 圈，叠掌回至原处。

4. 女子则先沿逆时针方向由小至大转摩 50 圈，再按顺时针方向由大至小转摩 50 圈。

全过程约需 6 ~ 10 分钟。摩腹毕，可起身散步片刻。

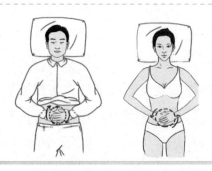

摩腹应匀速、缓慢、柔和、轻松自然。一般在食后半小时进行，不宜空腹进行。在摩腹的这段时间，仍要注意适度饮食，不可暴饮暴食，或过食油腻生冷等。如果遇到急性腹痛，应该查明原因，不能贸然用摩腹的方法治疗。

◎ 药物脐疗法，止泻效果好

肚脐正是神阙穴的位置，神阙穴是任脉的重要穴位，也是冲脉的循行之处。通过经脉的联系，神阙穴可以沟通上下内外，诸经百脉、五脏六腑，与全身的经脉、气血相连。药物脐疗法，是根据病情配置特效的药粉后，贴敷在肚脐上。药物经过肚脐的吸收，疏通经络、调理气血、调整脏腑功能，从而发挥其防病治本的作用。

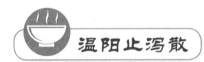

【材料】肉桂 5 克、干姜 5 克、小茴香 5 克。

【做法】以上材料打成细粉，采用醋或生姜汁调匀敷脐。每日贴敷 1 次，连续贴敷 10 次为一疗程。

【功效】适用于腹中冷痛、腹泻的人。

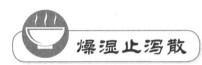

【材料】苍术粉 5 克、藿香 5 克、干姜 5 克。

【做法】以上材料打成细粉，采用醋或生姜汁调匀敷脐。每日贴敷 1 次，连续贴敷 10 次为一疗程。

【功效】适用于大便稀溏、消化不好、食欲不振的人。

◎ 艾灸脾腧和天枢，调和脾胃来止泻

艾灸脾腧穴和天枢穴具有温阳、补脾、止泻的功效，能迅速缓解腹泻、腹痛等脾胃虚寒症状，达到药物所不及的效果。

 **脾腧穴**

【位置】位于人体背部，第 11 胸椎棘突下，旁开 1.5 寸。

【方法】艾炷灸或温针灸 5 ~ 10 壮，艾条灸 15 ~ 30 分钟。

【功效】利湿升清、健脾和胃、益气壮阳等。

【禁忌】孕妇禁用。

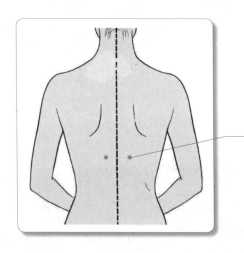

脾腧穴　坐位，找到第十一胸椎，再往左右两横指即本穴。

视频取穴

 **天枢穴**

【位置】位于腹正中部，肚脐旁开 2 寸。

【方法】艾炷灸或温针灸 5 ~ 10 壮，艾条灸 15 ~ 30 分钟。

【功效】调中和胃、理气健脾、疏调肠腑、理气化滞、和营调经。

【禁忌】孕妇禁用。

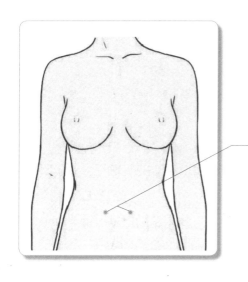

天枢穴　仰卧位，肚脐旁开三横指便是此穴。

视频取穴

◎ **慢性腹泻调理食谱**

荷叶姜丝茶

【材料】荷叶 10 克、姜丝 5 克、冰糖适量。

【做法】将荷叶、姜丝同放砂锅中，加水浸泡 30 分钟后，先大火后小火煎煮两次，每次 20 分钟。两汁合并后加入冰糖。

【功效】祛湿、温脾、止泻。

【禁忌】胃热泛酸、大便秘结者禁用。

山药扁豆粥

【材料】山药 20 克、扁豆 10 克、粳米 100 克、盐适量。

【做法】将粳米、山药、扁豆洗净，粳米加水入锅，煮至米粒开花，加入山药、扁豆同煮至稠状，最后加入盐即可。

【功效】健脾祛湿、止泻，适合脾虚湿困引起的便溏者。

【禁忌】外感热盛者忌食，本品也不宜多食。

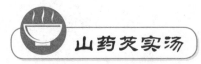 **山药芡实汤**

【材料】山药 20 克、扁豆 10 克、芡实 20 克、桂皮 6 克、八角 5 克、香菜少许、盐适量。

【做法】将山药、扁豆、芡实洗净，一同放入锅内，大火煮开 10 分钟，加入桂皮、八角、盐再煮 10 分钟即可。

【用法】食用山药、扁豆、芡实，喝汤。

【功效】健脾祛湿、止泻，适合脾虚湿重、精神不振者。

扫一扫，看创意短视频

一个方法教你治好大便稀溏

肥胖——排出多余水湿，身体就瘦了

生活中常见到一些肥胖人抱怨"为什么我不怎么吃饭还是长肉呢？"了解后才发现，他们有一些共同的特点，比如白天没有精神、容易犯困、身体沉重等，有的还存在大便稀溏的问题，这些都是脾胃虚弱、湿气重的表现。针对这种肥胖，健脾祛湿就是个很好的方法。

一次同学聚会，我见到了很多老同学，其中有一个女同学给我的印象很深刻：她的变化很大，身材已经找不到一点曾经的影子，如今她的身材变得非常臃肿。她自己说，自从生孩子后一直发胖，现在体重达160余斤，弯腰都觉得吃力，虽然也想着减肥，但尝试过几次，都没有成功。聊天时，她看似在轻松自嘲，但每说到这里都是一脸愁容。

经了解，她怀孕时吃得比较多，认为这样对孩子有好处，产后也没有进行盆底肌的恢复治疗及塑身，于是越来越胖。我指出她的症结：肥胖主要是由脾胃虚、湿气重，体内的湿排不出来导致的。

中医认为，人体的代谢主要在脾胃。脾胃功能强健，食物消化吸收正常，则不会肥胖；长期进食过多伤了脾胃，体内湿气加重，影响代谢功能，肥胖自然就来了。很多中老年人身体逐渐肥胖，就是因为平时饮食过盛，或者饮酒过多伤了脾胃，导致水湿停聚排不出去，久之出现肥胖。所以有"肥人多湿"的说法。

肥胖的人体内湿气重，多数人会有口中黏腻、舌体胖大有齿痕、舌苔白腻等表现，同时感觉身体沉重、不愿意走路、不喜欢运动、容易疲劳、怕冷等。

要想减肥，首先要抓住代谢的环节。所以我给这位女同学的建议是首先调理脾胃功能，健脾祛湿利水，把脾胃功能调好，体内水湿祛除，肥胖自然就消除了。

◎ 按摩天枢穴，排出肠道湿气

腹部属于阴中之阴，是寒湿气最重的地方，所以我们的肚脐总是凉的。天枢穴在腹部的中心区域，按摩这个穴位，可以将胃气输送到肠道，使肠道的湿气排出去，肠道水湿气减少，体重自然就会下降。

天枢穴

【位置】位于肚脐旁开三个手指的位置。

【方法】每天吃过晚饭后半小时至一小时内进行按摩，两侧穴位各按揉5分钟即可。或者每天至少敲打两次，每次5～10分钟，敲至小腹发热为止。

【功效】调肠腑、理气滞，促进肠道蠕动。

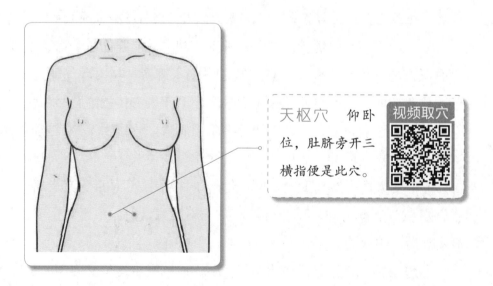

天枢穴 仰卧位，肚脐旁开三横指便是此穴。

视频取穴

按摩天枢穴配合足三里穴位一起进行，会达到事半功倍的效果。

◎ 减肥调理茶饮

减肥是件难度很大，而且需要花费精力和毅力的事。减肥太快容易损伤脾胃功能，导致不良后果。下面提供三款减肥茶，可以长期饮用，达到减肥目的而不反弹。

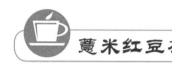

【材料】山楂 5 克、薏米 6 克、赤小豆 6 克。

【做法】将山楂、薏米、赤小豆研成粉末，用沸腾的白开水冲泡，冷却下来即可饮食，一天一次。

【功效】消肿祛湿，适合高血脂的肥胖人群。

【禁忌】脾胃虚寒者不宜服用。

【材料】荷叶 3 克、炒决明子 6 克、陈皮 5 克。

【做法】用开水冲泡，晾凉后饮用。

【功效】润肠通便、清湿热、化痰，适合血脂高、有痰、便秘、肥胖的人使用。

【禁忌】消瘦乏力者不宜使用。

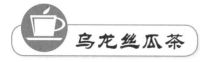

【材料】乌龙茶 5 克、丝瓜皮 6 克、葡萄干 5 克。

【**做法**】用纱布将丝瓜皮、葡萄干、乌龙茶包好，开水冲泡，或者砂锅中放水，放入纱布包，煮至水沸，代茶饮之。

【**功效**】祛湿、健脾和胃。

【**禁忌**】脾虚腹泻者不宜服用。

扫一扫，听微课

喝口凉水都长肉，你可能是体内多湿

自汗、盗汗——别让湿乘"虚"而入

出汗是人体正常的生理现象，如天气炎热、情绪激动、剧烈运动、吃麻辣火锅等都可能导致出汗。但如果出汗过多，如动则汗出，稍遇热则出大汗，轻微运动则出大汗，不运动也出汗等，这就不正常。

中医认为异常出汗有两种：自汗和盗汗。自汗是即便坐着不动或者稍微运动就会出大汗的一种现象，自汗多气虚者，我们常说的"出虚汗"，其实就是自汗的一种表现。在中医看来，汗孔的开合由卫气所主，卫气行于肌表、固护于外。如果卫气充足，汗液就不会无故外泄；卫气不足或者卫气失和，汗孔失于约束和控制，就会造成出汗不止、汗出过多等症状。

一般来说，卫气虚的原因有二：内因是脾肾虚或脏腑功能失调导致卫气虚；外因是感受外邪的干扰，比如风热、暑热等，使卫气功能失调，导致出汗过多。

自汗症的不同症状

肾虚自汗 1	2 脾虚自汗
腰酸乏力、身体潮热。	倦怠乏力、纳食减少。

心虚自汗 3	4 伤风自汗
伴有心悸、失眠。	伴有头痛、鼻塞身热。

伤暑自汗 5	6 湿重自汗
伴有身热口渴。	汗出沾衣而不爽快。

盗汗在《黄帝内经》中称作"寝汗"，是睡眠时出汗、醒后出汗即止的一种症状，就像盗贼晚上出没一样。中医多从阴虚火旺来解释盗汗，夜晚属阴，阴虚内热，迫汗外出。肾阴虚火旺者，除了盗汗之外，还伴有心烦躁、口唇干、失眠等症状。如果盗汗严重而且出现了体重下降的情况，应该尽早去医院检查。

◎ 穴位按摩，益气固表来止汗

自汗由于气虚、卫气不固或者卫气失调、汗孔开合失度所引起，盗汗乃阴虚火旺所致，治疗上可分别采取补气固卫、滋阴降火的方法。中医穴位按摩通过调理气血阴阳，可起到止汗的作用。按摩的穴位常选取合谷穴、复溜穴、足三里穴。

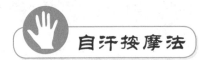 自汗按摩法

【穴位】选取足三里穴。足三里穴在膝关节膝眼下 3 寸，胫骨旁开 1 寸。

【方法】拇指指腹按揉足三里穴 5~10 分钟，以感到微微酸胀为度。

【功效】调理脾胃、补中益气、通经活络。

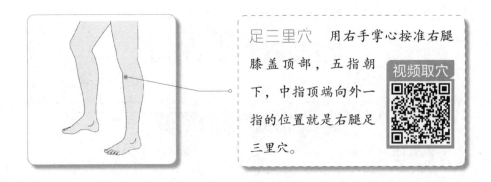

足三里穴　用右手掌心按准右腿膝盖顶部，五指朝下，中指顶端向外一指的位置就是右腿足三里穴。

视频取穴

盗汗按摩法

【穴位】选取合谷穴、复溜穴。合谷穴位于手背第一、第二掌骨间，第二掌骨桡侧的中点；复溜穴位于小腿里侧，脚踝内侧中央上二指处，胫骨与跟腱之间。

【方法】拇指指腹按揉合谷穴、复溜穴各 5～10 分钟，以感到微微酸胀为度。

【功效】调和营卫、滋阴补肾。

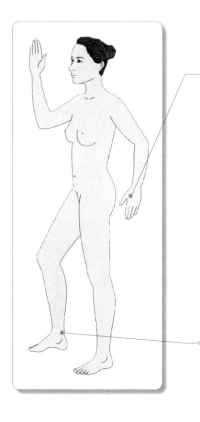

合谷穴　将单手的拇指和食指合拢，合谷穴就在肌肉的最高处。

视频取穴

复溜穴　足内踝尖与跟腱连线的中间，向上两横指就是复溜穴。

视频取穴

◎ 穴位贴敷中药，止盗汗效果倍增

穴位贴敷中药，可通过中药透皮吸收作用达到止汗效果。常用的中药配方是五倍子粉或者百药煎粉、牡蛎粉，常选取的穴位是神阙穴、膻中穴、合谷穴、复溜穴。

 穴位贴敷法

【穴位】神阙穴在肚脐中央；膻中穴位于两个乳头连线的中点；合谷穴位于手背第一、第二掌骨间，第二掌骨桡侧的中点；复溜穴位于小腿里侧，脚踝内侧中央上二指处，胫骨与跟腱之间。

【方法】将五倍子粉和牡蛎粉混合，用陈醋调和成泥团，如蚕豆大小，放置神阙穴、膻中穴、合谷穴、复溜穴上，外用胶布固定。一次贴敷 6~12 小时，5 天一个疗程。

【功效】补气、收敛、止汗。

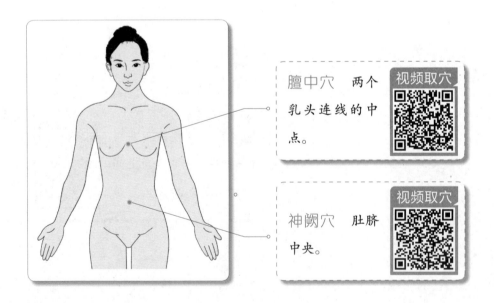

膻中穴　两个乳头连线的中点。

视频取穴

神阙穴　肚脐中央。

视频取穴

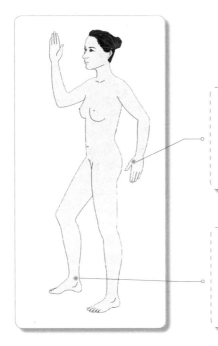

合谷穴　手背第一、第二掌骨间，第二掌骨桡侧的中点。

视频取穴

复溜穴　小腿里侧，脚踝内侧中央上二指处，胫骨与跟腱之间。

视频取穴

◎ 多汗调理食谱

小麦莲子茶

【材料】小麦 30 克、莲子 20 克。

【做法】将小麦、莲子一同放入锅中煮 20 分钟即可，代茶饮。

【功效】益气止汗，治疗各种出汗症状。

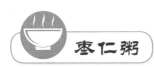

枣仁粥

【材料】粳米 100 克、炒酸枣仁 30 克、莲藕 30 克。

【做法】先将炒酸枣仁捣碎，水煎成浓汁 100 毫升备用，然后加粳米、莲藕煮粥，半熟时，加入酸枣仁汁同煮，熟后服用。

【功效】补气养血、止汗，对于自汗、盗汗均有效。

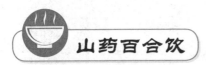
山药百合饮

【材料】山药、百合各 20 克，浮小麦 30 克，大枣 10 枚。

【做法】取山药、百合、浮小麦和大枣加水同煮至熟烂，加白糖少许，分次饮用。

【功效】补脾益气、清肺，缓解自汗、盗汗症状。

扫一扫，看创意短视频

一招教你防脱发

痛经——用温暖化解疼痛

我坐诊时经常会碰到一些痛经的女性，有的甚至痛到不能工作。在现代医学看来，原发性痛经跟体内激素的变化有关，比如女性前列腺素和白介素水平增高，引起子宫平滑肌的痉挛、收缩，就会产生痛经。

关于痛症，中医有句很有名的话，叫"痛则不通，不通则痛"。痛经病发在胞宫，主要是经血不足，胞宫的气血运行不畅，胞宫失于濡养，再有寒湿之邪、湿热之邪、风湿之邪、痰湿之邪、血瘀阻滞等病邪的干扰，就会诱发痛经。在这些病邪因素中，以寒湿之邪最为常见。

《黄帝内经》记载："天地温和，则经水安静；天寒地冻，则经水凝泣。"现在很多女孩子爱吃冰激凌，即使在冬天对冷饮也不忌口；夏日贪恋空调带来的舒适，四季衣着奉行"要风度不要温度"等。这样内外寒气夹击，会使血行滞涩，经血运行不畅就会导致痛经。

因为寒湿而导致的痛经，我们通常会觉得腹部发冷，借温暖之物护身，就会变得舒服很多；经血量一般不多，而且颜色偏紫，常伴有血块；手脚经常觉得冷；小便清长，苔白脉细或沉紧等。

◎ 驱寒止痛的小方

痛经大部分是由于宫寒所引起的，下面介绍三种驱寒止痛的方法。

痛经期间注意保暖。如用暖水袋温肚子，并在肚子上适当轻揉、慢慢移动，痛经就会减轻。

经前或者经期喝姜糖茶。建议常痛经的女性在月经前坚持喝姜糖茶，每天两次。当月经再来的时候，痛经就会减轻或缓解。

痛经时可进行穴位按摩。合谷穴是常用的止痛穴，当痛经发生时，可以按摩这个穴位，按到疼痛为止，每次大约 50 下；还可以按压脐下三寸的关元穴，按揉 30 下，然后用热水袋温敷；如果痛经还不好，可以结合下肢的地机穴，这个穴位位于阴陵泉穴下 3 寸，胫骨内侧面后缘，是脾经的穴位，按摩它可以达到健脾祛湿的效果。

◎ 按摩中极、曲泉，女性经期无忧过

中极穴是任脉的一个穴位，任脉经的气血在这里达到了最高点，所以治疗胞宫气血不足，寒湿侵袭发生的痛经时，这个穴位是必不可少的。

曲泉穴是调理肝肾首选的穴位，有改善月经不调、痛经、肾炎、膝关节疼痛等作用。曲泉穴还有祛湿化浊的功效，如果肝肾亏虚，寒湿之邪滞留胞宫，那就一定要用到这个穴位。所以，曲泉穴也是痛经时的必选穴位。

 按摩中极穴、曲泉穴

【位置】中极穴位于下腹部，前正中线上，当脐中下 4 寸；曲泉穴在膝内侧横纹上方凹陷中。

【取穴】仰卧，前正中线延长到下腹部的耻骨联合处，从这里向上一横指就是中极穴；屈膝，在膝内侧腿弯处有一道横纹，横纹上方凹陷中即曲泉穴。

【方法】按摩中极穴和两腿的曲泉穴，用大拇指按压，每个穴位

10 分钟，早晚各 1 次。

【功效】调经止痛、改善痛经。

【禁忌】调理周期内勿进食油腻、辛辣食物，并注意避免着凉。

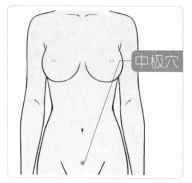
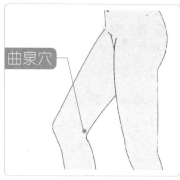

◎ 妇科圣药益母草

益母草，顾名思义，就是对女性有用的草药。经期，它可以用来调经止痛；产后，它可防恶露不尽；更年期，它可用于调理身体。

 益母草生姜茶

【材料】益母草 30 克、艾叶 10 克、生姜 2 片。

【做法】经前或者痛经发生时，水煎后服用。

【功效】活血调经、去瘀止痛，适合寒凝血瘀的痛经者。

【禁忌】无瘀滞及阴虚血少者忌用。

 益母草泡脚

【材料】益母草 30 克。

【做法】将益母草放入开水中，待凉后，先烫后泡。

【功效】散寒保暖、调经止痛。

【禁忌】水温不可过高，泡脚时间 20 分钟左右，微微出汗即可。

益母草煮鸡蛋

【材料】益母草 30 克、鸡蛋 2 个、白芍 20 克。

【做法】将益母草、鸡蛋和白芍同煮，鸡蛋煮熟后剥壳再扔进去煮片刻，最后去掉药渣吃蛋喝汤即可。此方在经前 1～2 天服用，一天一剂，连服 5～7 天。

【功效】养血调经、活血化瘀，适合血虚痛经、腹痛、月经减少的患者。

【禁忌】血热妄行、发热者禁用。

益母草粳米粥

【材料】益母草 30 克、艾叶 10 克、山楂 10 克、粳米 50 克、红糖适量。

【做法】益母草、艾叶、山楂用水煎取汁，加入粳米煮成粥，红糖调味服用。

【功效】活血化瘀、理气通经，适合月经紊乱、痛经、月经减少的人。

【禁忌】内热盛、手脚心热、月经淋漓不断者禁用。

湿疹——祛湿排浊，和湿疹说再见

湿疹可发生于任何年龄、任何部位、任何季节，但常在冬季复发或加剧。"湿疹不是病，痒起来可要命"，尤其到晚上，那种痒让人非常难受，不由得用手去挠抓，直到出血方才罢休。

湿疹，从其名称上可以看出它与湿关系密切。体内水湿不能正常代谢，多余的水湿就会向皮肤外面泛溢，皮肤受损而形成湿疹。湿疹的表现形式首先是渗出，其次是痒，因湿郁而皮肤化热，表皮湿热淤积而痒。

还有一种干性湿疹，虽然表现为皮肤干燥而裂，无光如干树皮样，其实质却是因湿气重而产生。中医认为，如果脾胃虚弱，化生的气血不足，皮肤就会失于濡养，表现在外就是皮肤干燥无光泽。如果水湿内停，泛于肌肤而感受风邪，就会造成湿疹发作，同时肌肤失于滋养而干燥。

说到湿疹的治疗，首先要感谢我的老师——首都国医名师张炳厚教授。张老师将赵炳南先生的五藤五皮饮运用得出神入化，治疗湿疹等皮肤病无不见奇效。我运用五藤五皮饮治疗各种皮肤病，尤其是湿疹，同样收到很好的效果。

五藤五皮饮

走皮药物	藤类药物
地骨皮、丹皮、桑白皮、海桐皮、白鲜皮。	青风藤、海风藤、天仙藤、夜交藤、双钩藤。

五藤五皮饮由五味走皮的药物和五味藤类通络的药物组成，组方有丹皮、白鲜皮、海桐皮、地骨皮、桑白皮、海风藤、天仙藤、夜交藤、双钩藤、青风藤。此饮利用五皮药物起到以皮达皮的功效，皮属肺，能利水消肿，祛邪又给以出路；用五藤药物以藤达络，络药能祛风止痒、活血化瘀。所以，用走皮的药和藤类药组成的药方对于治疗湿疹性皮肤病，从章法到用药都有绝妙之处，通常能收到很好的效果。

◎ 艾灸肺腧、脾腧，祛湿疹

湿疹的发生源于体内水湿的代谢异常，导致水湿停留在肌表，又受风邪的侵袭，风与湿相搏，湿郁久化热而形成湿疹、瘙痒。这一疾病形成的关键在于肺、脾功能失常。

采取艾灸的方法，取肺腧穴、脾腧穴调理肺脾的功能，再借助艾灸温经活血的作用，治疗湿疹可收到祛湿利水、通络止痒的效果。

 艾灸肺腧穴、脾腧穴

【位置】肺腧穴位于人体背部，第三胸椎棘突下，左右旁开1.5寸；脾腧穴也在背部，第十一胸椎棘突下，旁开1.5寸。

【方法】艾条对准肺腧穴、脾腧穴，艾火距离穴位约15厘米，以局部有热感为度，每天艾灸两次，每次约10分钟。

【功效】恢复肺、脾的功能，缓解湿疹的不适。

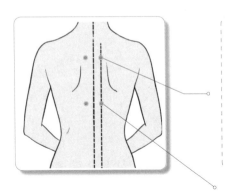

肺腧穴　低头，颈部会出现一个高点，从此处向下数，数到第三脊椎骨，再往左或右两横指位置即肺腧穴，左右各一个。

视频取穴

脾腧穴　后腰上与肚脐相对的是第二腰椎，从第二腰椎向上摸到第三个椎体，就是第十一胸椎，棘突下旁边两横指处就是脾腧穴。

视频取穴

◎ 湿疹调理食谱

 荷叶双花茶

【材料】荷叶 3 克、金银花 3 克。

【做法】将荷叶、金银花开水冲泡，代茶饮。

【功效】疏散风热、清解血毒。

【禁忌】脾胃虚寒者、处于经期的女性要慎用。

 茅根绿豆粥

【材料】白茅根 30 克、绿豆 15 克、薏米 20 克。

【做法】白茅根煮水，用煮出的药水与绿豆、薏米一起熬粥至熟烂。

【功效】清热凉血、除湿利水。

【禁忌】脾胃虚寒者不宜食用。

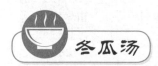

【材料】冬瓜 30 克、扁豆 10 克、莲子 10 克、盐和味精适量。

【做法】将冬瓜、扁豆、莲子洗净放置锅内，煮熟后放入盐、味精即可。

【功效】健脾祛湿、利水解毒。

【禁忌】身体热盛、便秘者禁用。

扫一扫，听微课

改善体质，让"痘痘"失去生长空间

口腔溃疡——攻克口腔里的"火山口"

口腔溃疡是个小病，但病起来也是很痛苦的。碰到口腔溃疡的人，我们通常会判断，这个人"上火了"。

在中医看来，口腔溃疡确实跟火有关，它相当于口腔的"火山爆发"。火性炎上，身体有了火就会往高处走，人的头面部就会表现出上火的症状。这里的火既有外界的火邪，也有内生的火热。首先，外界天气干燥、炎热，损伤人体津液，口腔黏膜受伤就会产生溃疡。其次，内生的火热也是一样的，情志化火，引发心火旺盛，火灼伤津液导致口腔溃疡；肝郁化火，火热伤阴同样导致口腔损伤；饮食不调，肥甘厚味产生脾胃湿热，湿热上蒸于口腔，也可导致口腔溃疡……我们在分析病情时就要判断好，口腔溃疡的产生原因，然后对症给出相应办法。

有一天，门诊来了一位身材健壮的男子，他满脸长痘，说话声音高亢。他说自己经常口腔溃疡，脸上常年长痘痘，大便黏滞不痛快，体检的时候，还发现自己血脂高、尿酸高。说话时，我能闻到他嘴里的口气，便问了问他的饮食，果然，他说自己是绝对的"肉食主义者"，很爱吃肉。

查舌验脉后，我给他开了调脾胃、清利湿热解毒的方子。一周后复诊，他的口腔溃疡已经消退，面部痤疮也有了好转。

这位男子的口腔溃疡主要是脾胃湿热内蕴造成的。这种病症伤于饮食，源于长期的肥甘厚味，吃进去的东西不能完全化成气血，也无法排出体外，就会形成湿热内聚的环境。而体内的湿热总要有个出口，湿热熏蒸于上，口腔溃疡和痘痘就成了湿热的出口。

最后我嘱咐他，虽然吃药后病情得以好转，但是一定要改变饮食习惯，戒除油腻，以清淡饮食为主。以往的饮食习惯给脾胃造成了很大的负担，现在一定要让脾胃轻松下来，脾胃功能的恢复首先要减负，然后才能修复。他接受了我的建议，一个月的时间，口腔溃疡没有再发作，面部也出现了光泽。

◎ 马齿苋祛湿热

马齿苋是一种常见的野菜，过去路边均能采到。记得小时候经常吃，后来生活条件好了，人们就将它遗忘了。近年来随着养生观念的宣传，人们知道了肥甘厚味的危害，明白很多疾病是吃出来的，因此又重新认识了这一久违的长寿菜。

对于体内湿热引起的口腔溃疡者而言，凉拌马齿苋是个不错的食疗方。

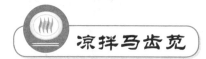

凉拌马齿苋

【材料】马齿苋、味精、盐、香油、醋。

【做法】马齿苋洗净、切断，清水加盐泡 10 分钟，然后放入沸水锅内焯至变色捞出。过凉后，放入味精、醋、盐、香油调和均匀即可食用。

【功效】清热利湿、解毒消肿、消炎止渴、利尿。

【禁忌】脾胃虚寒、腹泻者不宜食用。

扫一扫，看创意短视频

不吃药让你远离口腔溃疡

颈椎病——让你的脖子轻松起来

现在患有颈椎病的人越来越多，而且越来越年轻化。生活中，捧着手机、平板电脑的"低头一族"越来越常见，长时间低头会让颈部肌肉劳损，再进一步就是颈椎病了。

很多人早晨起床或久坐，都会起身扭动下脖子，有的人在扭动脖子时，会听到"咔嚓咔嚓"的声音。这其实就是颈椎退化的信号，要引起注意。在中医看来，如果平时体质虚弱、抵抗力下降，就会导致颈椎部位的血液循环差，抵抗风寒湿的能力下降，这时候若再受寒湿或受凉，椎体附近的局部肌肉、筋膜、经络气血不通，就会出现颈椎病的症状。

受寒后，不仅脖子处僵硬、疼痛，甚至有的人整个后背都变样了，就像有根无形的绳子拴住了后背一样，拴得又紧又疼。物理上有个概念叫"热胀冷缩"，应用到人体上就是寒邪会让人体的筋骨收缩、疼痛。对于这类颈椎病，治疗上主要以温热的方法，如温敷、艾灸、药物热敷、拔罐、火针等，通过理疗或针灸的方法疏通经络、祛除寒湿，达到止痛的效果。

汉代著名医学家张仲景在《伤寒论》中记载的葛根汤，就是治疗颈椎病的特效方，组方有葛根、麻黄、桂枝、白芍、甘草、生姜、大枣。书中记载："太阳病，项背强几几，无汗，恶风者，葛根汤主之。"这里的"项背强几几"就是颈部强直、拘急不舒，也就是颈椎病的表现。

葛根具有解肌透表、舒筋活血、升举阳气的作用，对于颈部不适、紧张度高，甚至颈部疼痛都具有独特的疗效。一味葛根就能缓解颈椎病的症状，日常保健时可以使用葛根30克水煎后当茶饮，或使用葛根粉20克,冲服。需要注意的是,葛根虽适用于颈椎病伴有高血压、冠心病、脑梗死等疾病的患者,但服用葛根期间忌用辛辣刺激性食物,如酒、咖啡、辣椒、韭菜、羊肉、狗肉等。另外,葛根不适合与乌头类中药同服,因为葛根含有的异黄酮与乌头碱有对抗作用。

◎ 四个小动作让颈椎变得轻松

颈椎病是一种退行性病变,长期一个姿势,如电脑族,每天对着电脑,长期伏案工作,颈椎就容易老化、得病。介绍四个可以有效缓解颈椎病的简单动作。

鸭脖动作

身体坐直,脖子往下缩一缩、伸一伸。这个动作反复做几次。

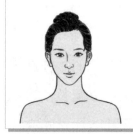 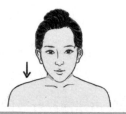 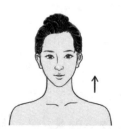

后撑动作

脖子缓慢向后撑,双手可以配合着伸个懒腰。因为我们的身体固定一个姿势久了之后,做反向运动,可以使之放松。每次做10下,每天做2~3次。

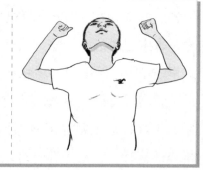

问号动作

把下颚当作毛笔的笔尖，用它来画一个问号。如此反复10次。

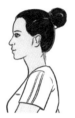 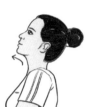 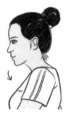 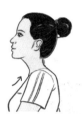

扩胸运动

两肘抬起，做扩胸运动，每次30下，每天2次。

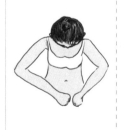 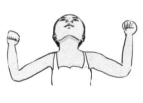 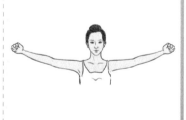

◎ 颈椎病调理食谱

【材料】天雄10克、木瓜10克、冰糖少许。

【做法】先煮天雄 30 分钟，再放入木瓜水煎 20 分钟，煎出药液代茶饮。

【功效】温阳、祛湿、止痛，适合颈部僵硬疼痛、受寒加重的人。

【禁忌】口干口苦、血压增高之人禁用。

 葛根五加皮粥

【材料】葛根 30 克、五加皮 20 克、牛膝 20 克、粳米 100 克。

【做法】将葛根、五加皮、牛膝切碎包好，与粳米同放入锅中，加水煮熟，把药包取出，喝粥。每日一次。

【功效】解肌祛湿、散寒活血、通络止痛，适合颈部酸重疼痛、活动不便的人。

【禁忌】颈部红肿疼痛的人禁用。

扫一扫，看创意短视频

心慌不要怕，让你心静＋心安

风湿性关节炎——补足阳气，关节不再痛

很多老年人一到下雨前或降温的时候，关节就隐隐作痛，甚至开玩笑说自己的关节比天气预报还准。这是为什么呢？因为他体内早就已经感受到了风寒湿的邪气，一旦外面的天气有变化，体内就会做出反应，正所谓"没有家贼引不来外敌"。

风湿性关节炎有的表现为风湿，有的表现为寒湿，有的表现为湿热。不论哪种邪气伤人，都以湿为中心，由于湿邪不单独伤人，春季主风，风湿多见；夏季主热，湿热多见；秋季主燥，燥湿多见；冬季主寒，寒湿多见。所以，风湿性关节炎一年四季均可发生。

风湿性关节炎的发病，跟人体阳气不足有很大关系。人体阳气不足，固护于外的能力就会减退，这就好比我们身体的门窗本来紧紧地关闭着，现在突然出现了松动。风为百病之长，作为"冲锋者"，它先把门窗推开，之后带领着湿气、寒气等其他的邪气一起侵犯关节肌肉。风、寒、湿邪杂合为患，留着于关节，造成关节肌肉气血痹阻不通，出现肢体关节肿胀、疼痛、麻痹、活动受限等症状。

因此，补足阳气、增强身体抵抗力，是防止风寒湿邪侵袭的关键。

◎ 艾灸曲池、阳陵泉，疏利关节

前面谈到，风湿性关节炎的发病关键在于人体正气的强弱，所说的正气主要指卫气。五脏中，肺气与卫气相通，肺气足则卫气强，肺气虚则卫气弱。补肺气就能强卫气。

曲池穴是手阳明大肠经的合穴，肺与大肠相表里，而且曲池穴

位于肘部，是经气运行的关口，可以通达上下、表里，具有清热解表、散风止痒、消肿止痛、调和气血、祛风湿、利关节、止痹痛的作用；阳陵泉穴属于足少阳胆经，为筋之会穴，这个穴位有主筋脉关节气血运行的意思。所以，在曲池穴、阳陵泉穴位处，施以艾灸的方法，借助艾灸的温热之力，可达到温通经络、疏利关节、消除痹痛的效果。

 ## 艾灸曲池穴、阳陵泉穴

【位置】曲池穴位于肘横纹外侧端，屈肘，当尺泽穴和肱骨外上髁连线中点；阳陵泉穴在小腿的外侧，腓骨头前下方凹陷中。

【方法】持艾条艾灸，每个穴位 10~20 分钟即可。

【功效】温经通络、减轻疼痛。

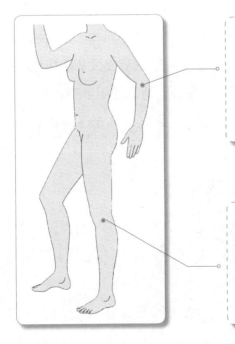

曲池穴　屈肘90°，曲池穴在肘横纹外侧的尽头处，按压时会有酸胀感。

视频取穴

阳陵泉穴　屈膝，阳陵泉穴在膝关节外下方，腓骨头前下凹陷中。

视频取穴

◎ 威灵仙泡酒祛风湿

威灵仙是常用的祛风湿止痛药物，具有祛风利湿、活血通络的功效。通常可以入药使用，还可以作为保健用药，如威灵仙泡酒对于风湿性关节炎患者就可起到很好的预防保健作用。

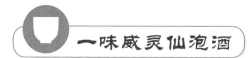

【材料】威灵仙 100 克、白酒 500 克。

【做法】威灵仙饮片洗净，放入酒瓶中加盖密封，浸泡 1 周后即可服用。

【服法】每天服 3 次，每次饮 20 毫升。

【功效】祛风利湿、活血通络，适用于治疗风湿痹痛，关节肿大、酸痛、屈伸不利等。

【禁忌】关节红肿热痛的人禁用。

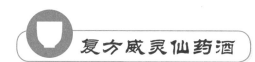

【材料】威灵仙、炒杜仲、五加皮、狗脊、骨碎补各 30 克，乌梢蛇 10 克，白酒 1000 克。

【做法】上述材料洗净捣碎后装入盛酒容器中，密封浸泡一周后即可开启饮用。

【服法】每天服 2~3 次，每次 30 毫升，3 个月为一个疗程。

【功效】祛风除湿、补益肝肾、活血止痛，适用于治疗风湿性、骨性关节炎。

【禁忌】关节红肿热痛的人禁用。

◎ 风湿性关节炎调理食谱

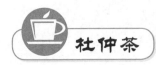

【材料】炒杜仲 5 克、红茶少许。

【做法】开水冲泡炒杜仲，放入红茶。焖 10 分钟即可饮用。

【功效】祛风湿、壮筋骨、止痛，适合腰膝酸痛者服用。

【禁忌】杜仲为温补之品，阴虚火旺者应慎用。

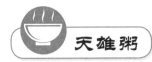

【材料】天雄 10 克、粳米 50 克、盐适量。

【做法】天雄洗净、打碎，粳米洗净，先在锅中煮天雄，然后放入粳米，待粳米煮烂，放入盐即成。

【功效】祛风散寒、祛湿止痛，适合风寒湿邪引起的关节疼痛者。

【禁忌】伴有形体消瘦、口燥咽干、心烦热、盗汗等症的阴虚阳盛者禁止服用。

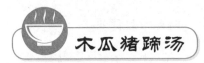

【材料】木瓜 50 克，猪蹄 300 克，薏米 20 克，盐、味精、胡椒面适量。

【做法】猪蹄下锅，煮 20 分钟后放入木瓜、薏米再煮，至熟烂放入调料即可。

【功效】祛湿利关节、强筋骨，对关节炎、肩周炎、腰腿疼有一定缓解作用。

【禁忌】关节红肿伴有便秘的人禁用。

肩周炎——告别"五十肩"

肩周炎，在民间又被称为"五十肩"，意思是人到了50岁左右容易得此病。不过，如今患有肩周炎的人基本不分年龄了，很多年轻人也出现了肩周炎的症状。之所以将肩周炎称为"五十肩"是因为人上了年纪后卫气不固、皮肤腠理空疏，容易让外邪乘虚而入。此外，人在过度劳累、出汗受风，或冒雨涉水、久卧湿地，或者手术以后正气亏虚的情况下，也容易因遭受风寒湿邪乘虚侵入而肩周经脉阻塞。

肩周炎的主要症状表现为局部关节疼痛，痛有定处，受热后疼痛减轻，遇冷则加剧。因为肩周炎主要是由寒湿引起的病变，所以治疗上要以温经散寒、扶正祛邪、活血通络为主。除了保暖的方法外，还可以采用拔罐、艾灸、按摩、火针等方法。结合肩与手臂、手指关节的活动，防止肌肉萎缩和关节、肌肉纤维的粘连。

◎ 按摩肩井、肩中腧，通经活络

肩周炎引起的颈肩疼痛，可以采取局部按摩的方法来缓解。一般常选取的穴位是肩井穴和肩中腧穴。

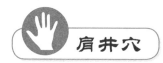 **肩井穴**

【位置】位于肩部，前直乳中，大椎穴与肩峰穴连线的中点。

【方法】自我按摩时，取坐位，右手自然搭左肩，用食指、中指、无名指按压肩井穴，力度以有酸疼痛感为宜。可反复进行10~15次，左右互换进行。

他人按摩时，患者取坐位，按摩者站于身后，双手虎口张开搭在患者肩井穴位置，四指与大拇指用中力，匀速地进行拿捏上提。每次按摩5~10分钟。

【功效】祛风清热、活血通脉、消肿，促进颈肩血液循环，缓解疼痛疲劳。

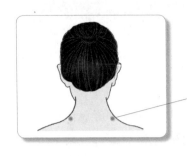

肩井穴　大椎穴与肩峰最高点连线的中点。

视频取穴

肩中腧穴

【位置】位于人体背部，第七颈椎棘突下（大椎穴），旁开2寸。

【方法】用拇指指腹按揉肩中腧穴，可做环状运动，力度适中，每侧按摩5分钟左右。

【功效】局部按揉肩中腧穴，具有行气止痛的作用，可直接刺激肩颈部小肠经气血，恢复正常运行，从而缓解疼痛。

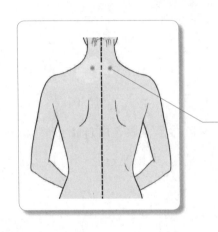

肩中腧穴　先找到大椎穴，由大椎穴向双侧旁开二横指的地方就是本穴。

视频取穴

◎ 白酒炒姜外敷，散寒止痛

得了肩周炎用暖水袋温一温，按摩或艾灸肩井穴，都会起到止痛的作用。再向大家介绍一个小方法，那就是白酒炒老姜外敷。

 肩周炎外敷法

【材料】老姜两块、白酒适量。

【做法】先将老姜拍碎，放入炒锅中炒热，之后烹入适量白酒轻轻翻炒出锅。等老姜稍凉后用纱布包住，外敷在肩周疼痛部位。

【功效】解表散寒、舒筋活络、散寒止痛，适合寒凝阻滞、经脉不通的肩周炎患者。

【注意】出锅时老姜的温度很重要，不能太烫，也不能太凉。

◎ 五个小动作，改善肩周炎

肩周炎也叫肩凝，说的是肩部像凝固了一样，所以得了肩周炎要注意多活动。下面介绍五个缓解肩周炎的动作。

甩 手

站立，放松肩膀，双手用力向上抬举到与肩持平，再甩回原位置。每次约 200 次，每天 2~3 次。

抬肩（耸肩）

坐姿或站立，肩膀放松，双肩抬起做沉肩或肩胛骨回缩动作。每次 10~20 个，每天 2 次。

画 圈

前后方向都可以，顺时针、逆时针交替进行。可以一手叉于腰部，另一手臂画圈，也可两只手臂同时画圈。每次 20 下，每天 3 次。

爬 墙

面向墙壁一尺之远，手指带动手臂向上逐渐做爬墙的动作，尽量爬得高一些，直到双臂不能向上为止。每次 20 下，每天 3 次。

摸 耳

弯曲肘部，手指从一侧耳朵向上去摸另一侧耳朵，或者从前额经头顶摸脑后部，反复进行。

◎ 肩周炎调理食谱

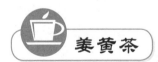 **姜黄茶**

【**材料**】姜黄 10 克、伸筋草 10 克、冰糖少许。

【**做法**】将姜黄、伸筋草放入锅中煮 10 分钟，后放入冰糖，置暖壶或杯中代茶饮。

【**功效**】祛湿散寒、通络止痛。

【**禁忌**】阴虚火旺、关节红肿疼痛者禁用。

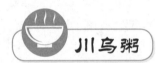 **川乌粥**

【**材料**】川乌头 5 克、粳米 50 克、大枣 10 个、蜂蜜适量。

【**做法**】把川乌头捣碎，研为极细粉末。煮粳米，粥快熟时加入川乌末，改用小火慢煎，待熟后加入大枣及蜂蜜，稍煮即可。

【功效】祛散寒湿、通利关节、温经止痛。

【禁忌】口咽干燥、怕热、关节红肿之人禁用。

 附桂猪蹄汤

【材料】附子 10 克、肉桂 10 克、猪蹄 1 对、调料适量。

【做法】猪蹄去毛剁块留用，附子、肉桂用布包在一起，加水同炖至猪蹄熟。去药包，加入食盐、味精、胡椒等调料，煮沸服食。

【功效】祛寒止痛、温经止痛。

【禁忌】伴有口渴、咽喉肿痛、鼻子出血等热性症状及各种急性炎症时，不宜服用。

扫一扫，看精品视频

警惕颈肩的毛病

冠心病——让穴位为心脏保驾护航

夏天是心脏病的高发期。中医有五季对五脏的理论，夏天正好是心主令，炎热的暑邪最容易伤心。所以，很多心脏病患者，比如冠心病等，遇到高温高湿的天气容易病情加重甚至导致死亡。

暑热天气的特点是温度高、湿度大、雨量大、温差小、少风。外界的高温高湿会影响身体汗水的蒸发，使人感觉天气闷热，但身体的水分及多余的热气却不能有效排出，导致湿热郁结于体内。这种气候对于湿热或痰湿体质的冠心病患者而言，会加重体质的偏差，造成雪上加霜的状况。比如，痰湿作为一种病理产物，积蓄在体内，会黏着血管壁，化生斑块，在暑热气候下，它会让血管更狭窄甚至阻塞，如果血管阻塞，形成心肌梗死，就有生命危险了。

三十年前，我当时还在内科心血管病房当一名住院医师。一天来了一位心绞痛发作的病人，吃止痛药也止不住疼痛，患者大汗淋漓，含化硝酸甘油，打杜冷丁仍未止住疼痛，内科大夫几乎无计可施。这时我想起老师教我的针刺膻中穴止痛的方法，遂取针，在膻中穴位快速捻转进针，不到一分钟，患者疼痛缓解。

如果遇到冠心病心绞痛发作的患者，我们可以一边拨打急救电话，一边采用穴位急救的方法，如膻中穴。有的病人，虽然疼痛不是很严重，但身边没有缓解心绞痛的药物，这时候我们虽然不能针刺穴位，但采用按摩和刮痧的方法也能收到不错的效果。

◎ 刮痧郄门穴、膻中穴，散瘀止痛

在特定的穴位进行刮痧，可以疏通经络，改善人体的气血循环状态，祛除瘀滞，达到散瘀止痛的效果。在冠心病的调理上，刮痧常选的穴位是郄门穴和膻中穴。

郄门穴归属手厥阴心包经，郄有隙的意思，意为隙缝，心包经的经气由此穴从体表回流体内，故名郄门。郄门穴为脏腑之气聚集之处，刺激这个穴位，可以疏通气血，缓解瘀阻之症。所以，郄门穴也称作突发心绞痛的急救穴。

膻中穴在人体正面两乳头连线的中间位置。膻，本意指羊臊气或羊腹肉的膏脂；在此表示气血水湿到达本穴后吸收扩散，还有加热温暖的作用，相当于羊肉臊味重而有温和作用。

 刮痧郄门穴、膻中穴

【位置】郄门穴位于前臂掌侧，腕横纹与肘横纹之间，腕横纹上5寸处；膻中穴位于人体胸部正中线，两个乳头连线的中点，平第四肋之间。

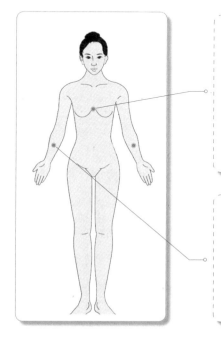

膻中穴　正坐或仰卧位，在人体胸部正中线上，两个乳头之间连线的中点，胸骨中线上，按压有酸胀感。

视频取穴

郄门穴　仰掌，微屈腕，取肘横纹与腕横纹的中点，向下一横指，处于两筋处即郄门穴。

视频取穴

【方法】先洗净刮治部位，右手持刮痧板，蘸植物油或清水后，在郄门穴或膻中穴部位，轻轻向下顺刮，逐渐加重，力量要均匀，采用腕力，一般刮 10~20 次，以出现紫红色斑点或斑块为度。

【功效】疏通气血、缓解瘀阻之症。

【禁忌】患出血性疾病，如血小板减少症者不能刮痧。刮痧以病人的耐受度为准。

郄门穴也可以采用按摩的方法。拇指指端按在郄门穴，用力按压，由于此穴位置比较深，平时可能会揉不到，揉的时候只要转转手腕，就可以刺激到这个穴位。转手腕时先微微握拳，然后捏住这个穴位，沿顺时针方向转，这样就可以有效刺激到这个穴位了。

◎ 压压内关摩摩胸，缓解冠心病、心绞痛

内关穴也是手厥阴心包经的穴位，心包是保护心脏的，内关穴是手臂气血通向心脏的关口，起着疏通心脏气血的作用，因此又称作心脏的保健穴。遇到冠心病心绞痛发作的病人，如果疼痛不是很严重，身边也没有缓解心绞痛的药物，可以按压内关穴，能达到迅速缓解疼痛的效果。

内关穴

【位置】位于前臂掌侧，当曲泽穴与大陵穴的连线上，腕横纹上 2 寸，掌长肌腱与桡侧腕屈肌腱之间。

【方法】用拇指用力按压另一手的内关穴，可以活动手腕关节，使按压达到一定深度，产生酸、麻、胀、痛、热为度，持续 30 秒放松，然后再按压。左右交替进行，每次每穴按压 5~10 分钟。

【功效】疏通心脏气血。

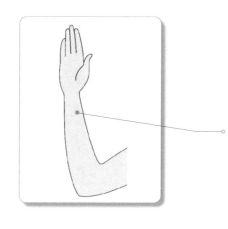

内关穴 伸肘仰掌，微屈腕，用另一手三指并拢后从腕横纹上量，食指下方两个大筋的凹陷处。

视频取穴

　　摩胸，也就是胸部按压，按压点就是前面我们谈到的膻中穴。大拇指按住膻中穴，一压一松为一个循环，感觉穴位局部酸胀为度，一次按摩膻中穴300下。也可以用大拇指在膻中穴上做旋转按揉，顺时针和逆时针方向各按揉300下。

　　摩胸只可作为日常保健，患者遇到病情严重还是需要服用药物并去医院进行治疗。如果是患有心绞痛的孕妇，按摩这个穴位时间太长，手法过重，可能引起流产，要慎用。

◎ 三大贴敷法，调理冠心病

　　药物贴敷可让药物直接作用于体表穴位或表面病灶，使局部血管扩张，血液循环加速，起到活血化瘀、清热拔毒、消肿止痛、止血生肌、消炎排脓、改善周围组织营养的作用。药物透过皮毛腠理由表入里，通过经络的贯通运行，联络脏腑，沟通表里，发挥较强的药效作用。

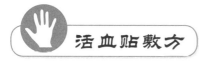

活血贴敷方

　　【材料】当归、丹参、川芎、没药、桃仁、红花、乳香、鬼箭羽、花椒各 10 克。

【制作】将上述药物制成膏剂，每贴膏药的剂量为 20 克。

【贴法】分别贴在膻中穴、郄门穴。每个穴位贴 1 张，每次 6 ~ 8 小时，每日换药 1 次，1 周为 1 个疗程。

【功效】活血化瘀、温经止痛。

【禁忌】冠心病内热盛、口苦、便秘者禁用。

 化痰贴敷方

【材料】半夏、瓜蒌、薤白、陈皮、天南星、浙贝母、苏合香、郁金各 15 克，川芎 12 克，冰片 5 克。

【制作】将上述药物制成膏剂，每贴膏药的剂量为 30 克。

【贴法】分别贴在膻中穴、郄门穴。每个穴位贴 1 张，每次 6~8 小时，每日换药 1 次，1 周为 1 个疗程。

【功效】化痰祛瘀、通脉止痛。

【禁忌】痰稀白、怕冷、便溏者禁用。

 温阳贴敷方

【材料】川乌 5 克、细辛 3 克、荜茇 10 克、丁香 10 克、三七和檀香各 12 克。

【制作】将上述药物制成膏剂，每贴膏药的剂量为 20 克。

【贴法】分别贴于膻中穴、郄门穴。每个穴位贴 1 张，每次 6~8 小时，每日换药 1 次，1 周为 1 个疗程。

【功效】温阳散寒、通脉止痛。

【禁忌】热盛口干口苦，便秘者禁用。

◎ 冠心病调理食谱

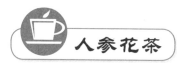

【材料】人参花 5 克、丹参 10 克、山楂 10 克。

【做法】将上述材料开水冲泡，代茶饮；或者水煮后，放置暖壶中，代茶饮。

【功效】补气、活血、通脉，适用于气短懒言、心悸、心前区不适者。

【禁忌】痰多气盛者禁用。

【材料】薤白 30 克、粳米 50 克、大枣 10 克。

【做法】将薤白、粳米、大枣洗净，放置锅中，加水煮，先大火后小火，煮至米成烂粥。

【功效】通阳、益气、祛湿，适用于胸前区憋闷疼痛、遇寒冷加重的患者。

【禁忌】胸前发热、烦躁者禁用。

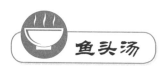

【材料】鱼头 1 个，丹参 10 克，葡萄 10 克，莲子 10 克，百合 10 克，鸡汤 1000 毫升，葱、姜、盐适量。

【做法】鱼头洗净去鳃，丹参、葡萄、莲子、百合洗净，姜切片，葱切段，加入鸡汤，大火煮沸，再用小火炖煮 50 分钟即可，佐餐食用，分两次吃完。

【功效】活血化瘀、补气血化痰，适用于痰瘀阻络型冠心病患者。

【禁忌】体壮湿热壅盛者禁用。

扫一扫，看精品视频

如何防范冠心病

血脂异常——清除血管里的"垃圾"

近期的门诊中，有一位 80 后患者令我印象深刻。他的身材高大、肥胖，体重足有 260 斤，面色晦暗发黄，头发多油，通过查舌、验脉，很明显看出他血脂高，而且伴有重度脂肪肝。再询问病史得知，他平时大便稀溏，每天早晨要刷舌苔。此外，他还感觉身体沉重，白天困乏、嗜睡，头脑昏沉。

我很快找到症结，告诉他："你这是体内湿气太重了，所以血脂高还伴有脂肪肝，如果不好好调理，血糖、尿酸也会升高。"

人体水湿内停，湿聚久生痰，痰容易黏着血管壁，造成血脂升高和动脉斑块，从而引起高脂血症。之后，血管受损，形成动脉硬化，时间久了还会引起心脑血管病。所以，这种血脂异常的人需要经常排湿。如果湿气不能及时排出，郁积在肝脏会形成脂肪肝，弥漫在体内会形成肥胖，在胸部则胸闷、憋气，在胃部则泛酸、胃胀……如此种种症状，都可能是湿气引起的。

◎ 祛湿化浊，可调节血脂

湿气内停，是五脏功能失调的结果，湿浊已成，血脂自然就高了，因此降血脂首选祛湿化浊法，即三焦祛湿法。中医经典著作《灵枢经》对湿邪在上、中、下三焦的分布有形象的描述："上焦如雾，中焦如沤，下焦如渎"，意思是说上焦主布散水谷精气，湿邪在上焦像雾露蒸腾一样；中焦主腐熟水谷，化生精微，湿邪在中焦像沤渍食物一样；下焦主排泄水液和糟粕，湿邪在下焦像沟渠一样。

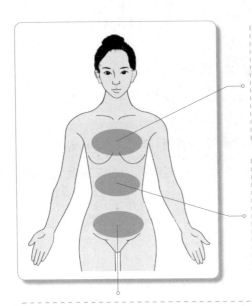

上焦

治疗上焦的湿邪，就要用芳香化湿的方法，使湿邪从体表散掉。

中焦

治疗中焦的湿邪，就要用燥湿的方法，通过温暖的热气，将湿邪烘干。

下焦

治疗下焦的湿邪，就要用利湿的方法，使湿邪从水道而走。

针对不同的情况，采用不同的疗法，使湿邪在体内无处可藏，排出体外。湿气祛掉了，血脂也就降下来了。比如荷叶可以降血脂，就是通过化湿的方法使血脂下降的。

◎ 艾灸也能降血脂

通过艾灸的方法可有效地调控血脂，如神阙穴和足三里穴，对于改善机体对营养成分的吸收、增强免疫能力具有很好的作用。艾灸这两个穴位也可以起到降低血脂的作用。

 艾灸神阙穴、足三里穴

【位置】神阙穴位于肚脐的正中部；足三里穴位于小腿外侧，犊鼻（外膝眼）下3寸。

【**方法**】手持艾条距穴位皮肤 1.5~3 厘米，每次 10~15 分钟，以感到施灸处温热、舒适为度。

【**功效**】温经祛寒、平和阴阳、调理气血。

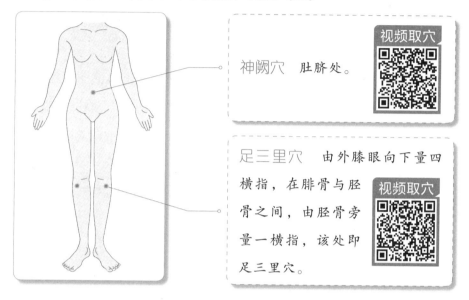

神阙穴　肚脐处。

视频取穴

足三里穴　由外膝眼向下量四横指，在腓骨与胫骨之间，由胫骨旁量一横指，该处即足三里穴。

视频取穴

◎ 两个降脂小动作

痰湿内生，血脂增高，除了药物治疗、艾灸疗法外，通过运动也可调动脾胃的运化功能，使停聚的痰湿动起来，从而达到祛湿化痰降血脂的效果。

头绕环

【**方法**】将头部沿前、右、后、左方向，再沿前、左、后、右方向用力而缓慢地旋转绕环，每天做 10 次为宜。

【**功效**】增强头部血管的抗压能力，提高颈部肌肉、韧带、血管和颈椎关节的耐力，减少胆固醇沉积于颈动脉，预防血脂异常、颈椎病、中风。

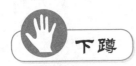

下蹲

【**方法**】自然站立，身体放松，缓缓下蹲，连续蹲 30 次。每日早中晚各做 1 遍。

【**功效**】锻炼肌肉、保护关节，有效防治下肢静脉曲张及小腿抽筋等症状。长期坚持做下蹲动作，可以增强下肢的血液循环，使肌肉、骨骼得到充足的营养，有利于减少腹部脂肪，消耗热量，进而起到降脂的功效。

◎ 血脂异常调理食谱

绞股蓝茶

【**材料**】绞股蓝 5~10 克、红茶适量。

【**做法**】取上述材料，开水冲泡，焖泡 3~5 分钟，代茶饮。

【**功效**】减肥通便、改善睡眠、降血脂、逆转脂肪肝。

【**禁忌**】体寒或者肠胃不好的人禁止服用。

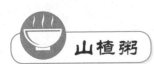

山楂粥

【**材料**】山楂片 30 克（或鲜山楂 60 克）、粳米 50 克、山药 10 克、砂糖适量。

【**做法**】将山楂、山药煎煮取汁，用药汁煮洗净的粳米，煮烂成粥，放入砂糖即可。

【**功效**】健脾胃、助消化、降血脂。

【禁忌】胃热泛酸者禁用。

 木耳枸杞饮

【材料】木耳 30 克、枸杞 10 克、莲子 10 克、盐和味精适量。

【做法】将木耳、枸杞、莲子洗净，下锅煮软，加入盐、味精即可。

【功效】补肾健脾、祛湿化浊、降血脂。

【禁忌】咳吐黄痰，胸闷头晕者禁用。

扫一扫，看创意短视频

教你解决失眠的烦恼

慢性支气管炎——祛除痰湿是关键

　　有些老年人，长期咳喘痰多，但是又没有发热等症状，去医院会被诊断为慢性支气管炎（简称慢支）。慢支一般多发生在抵抗力和肺功能较差的老年朋友身上，临床上以咳嗽、咳痰为主要症状。如果每年发病持续3个月，连续2年或2年以上发作，就可以确定为慢性支气管炎了。

　　在中医看来，慢支跟水湿有密切的关系。《黄帝内经》中记载了水湿的代谢过程，其中肺脾肾跟水液代谢关系最大。如果脾胃受伤，水液和谷物必定很难变成精微，痰浊之物如果运输到肺部，就会使肺气受损，肺失肃降，痰湿积于肺而导致咳喘。如果咳喘反复发作，迁延不愈，又会进一步伤及肾，令肾阳不足。湿性趋下，人体的湿气本应从下窍排出体外，如果肾阳不足，就会令水湿上犯为痰饮，使得咳喘加重。这也就是为什么慢性支气管炎反复发作不易治愈的原因。

　　如果在早期能够健脾除湿，除去肺部多余的水分，患者身体就可得到恢复。痰湿产生得少了，咳喘就不会发作，也就避免了慢性支气管炎的发生。

◎ 艾灸肺腧、中府，改善肺功能

　　痰湿属于阴邪，温热的作用本身可以化痰湿，再加穴位的传导作用，就可起到温肺化痰祛湿的功效。一般慢支病人在艾灸时可选取肺腧穴与中府穴。

　　肺腧穴属于足太阳膀胱经，是肺脏的背腧穴。慢支咳喘的患者，在肺腧穴可有明显的反应点，因此刺激肺腧穴可改善肺通气量、肺活量，减低气道阻力，改善肺功能。

中府穴属于手太阴肺经，是肺经的募穴，手足太阴二经交会于此。中府穴的本义指本穴的气血物质源于胸腹内部。这个穴位有肃降肺气、和胃利水、止咳平喘、清泻肺热、健脾补气的功能。

 ### 艾灸肺腧穴、中府穴

　　【位置】肺腧穴位于人体背部，第三胸椎棘突下，左右旁开1.5寸；中府穴位于胸前壁的外上方，云门穴下1寸，前正中线旁开6寸，平第一肋间隙处。

　　【方法】取好穴位，艾条点燃后放于穴位上方，距离皮肤2～3厘米进行熏灸，以局部有舒适温热感而无灼痛为宜，一般每次灸10~15分钟，以局部微红为度。每日或隔日1次。

　　【功效】肃降肺气、止咳平喘。

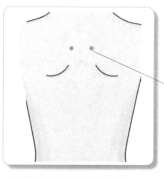

肺腧穴　低头，颈部会出现一个高点，从此处向下数，数到第三脊椎骨，再往左或右两横指位置即肺腧穴。

视频取穴

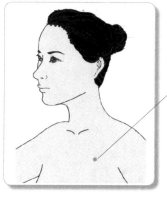

中府穴　叉腰站立时，云门穴在锁骨外缘下的三角窝处，由此窝正中垂直往下推一条肋骨处就是中府穴。

视频取穴

◎ 慢性支气管炎调理食谱

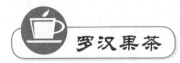

【材料】罗汉果1个。

【做法】将罗汉果切碎后用沸水冲泡10分钟后，随时饮用。每日1~2次，每次1个。

【功效】清肺化痰、止咳、利咽喉，适合风热袭肺引起的咳嗽不爽、声音嘶哑、咽痛者。

【禁忌】脾胃虚寒者不宜多服。

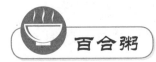

【材料】鲜百合50克（干百合30克）、粳米100克、陈皮15克、白糖少量。

【做法】将百合、粳米、陈皮洗净，先将粳米放置锅中，开锅10分钟后放入百合、陈皮，煮熟后放入白糖即可。

【功效】润肺、止咳、化痰。

【禁忌】风寒咳嗽者不宜服用。

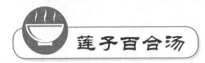

【材料】莲子30克、百合20克、麦冬12克、冰糖适量。

【做法】将莲子、百合、麦冬洗净，加水煲汤，待熟后加入冰糖即可。

【功效】润肺、养心、止咳。

【禁忌】心脾两虚、心悸、便溏、怕冷者禁用。

失眠——心神安宁才能睡得香甜

常言道："春困、秋乏、夏打盹、睡不醒的冬三月"，一年四季都和睡眠有关系。有些人每天都困，感觉非常疲惫，只要一闲下来，就想睡觉，但是晚上又睡不好，多梦易醒，甚至一到晚上就精神了，难以入睡。这是什么原因呢？应该如何调理呢？

咱们先从一个案例谈起。她是一位30多岁的幼儿教师。10年前，她生完孩子后，因为养育孩子导致作息时间没有规律。产假结束上班后，睡眠也一直没有恢复正常，后来为了能睡好觉，她开始每天吃安眠药，虽然睡眠时间稍长了一些，但睡眠质量不高。长期下来，她的记忆力明显减退。为此，她十分苦恼，便又采用按摩、运动、食疗等方法，仍不见好转。

我第一次见她时，只见她表情淡漠、面色萎黄，从舌苔脉象看，一派脾虚湿盛之象。细问之下得知，她除了难以入睡、睡眠质量不高之外，还伴有食欲不佳、周身乏力、大便稀溏、腰酸的症状。综合所有信息，判断她为脾肾两虚，心神失养，治疗上给予健脾补肾、祛湿化浊、安神定志的方法。

一周后，她很高兴地告诉我，睡眠已经大有改善。于是继续沿用此法，以补脾肾、祛湿为主，她在3个月后睡眠逐渐恢复正常。

这位女士之所以出现失眠，是因为她当时产后本来就气血虚，加上没有得到足够的休息，以至于气血不足逐渐发展到脾肾两虚，心神不宁，体内湿气内停，以致出现睡眠不好、精神恍惚、饮食不好、腰酸乏力等症状。湿气不除，则各种症状不能改善，因此虽然她用了各种方法，却未收到明显效果。只有体内湿气除掉了，方能元气恢复，诸症改善。

◎ 艾灸神门、心腧，养心安神促睡眠

要想睡得好，心神要安定，艾灸神门穴、心腧穴可以起到养心安神、改善睡眠的作用。神门穴是手少阴心经的原穴，心经属火，如果心经有火，可以由此穴泻之；心腧穴是心脏的本穴，心腧气旺则心血充盈，神志安定，睡眠安宁。

 神门穴

【位置】位于腕部，在腕掌侧横纹尺侧端，尺侧腕屈肌腱的桡侧凹陷处。

【做法】用艾条灸双侧神门穴，每个穴位灸 15~20 分钟，艾灸至局部皮肤发红，有温热感，以不烧伤局部皮肤为度。

【功效】补益心气、安定心神，帮助入眠。

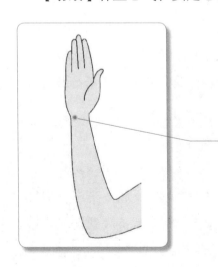

神门穴　手腕横纹处，从小指延伸下来，到手掌根部末端的凹陷中即本穴。

视频取穴

心腧穴

【位置】位于背部第五胸椎棘突下，旁开 1.5 寸处。

【做法】用艾条灸双侧心腧穴，每个穴位灸 15~20 分钟，艾灸至局部皮肤发红，有温热感，以不烧伤局部皮肤为度。

【功效】散发心室之热、宁心安神、理气调血、宽胸理气。

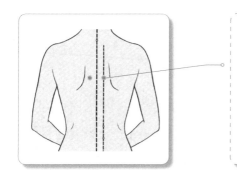

心腧穴　与肩胛骨下角处平行的椎骨是第七胸椎，由此处向上推两个椎骨即第五胸椎骨，双侧旁开两指就是心腧穴。

视频取穴

◎ **睡前揉百会，给你好睡眠**

百会穴与脑密切联系，是调节大脑功能的要穴。百脉之会，贯达全身，全身的气血通畅了，神志也会安定。因此按摩百会穴对于改善睡眠，也有一定的效果。

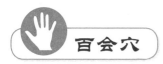

百会穴

【位置】位于头顶部在正中线与两耳尖连线的交点处，是人体最高的穴位。

【做法】用右空心掌轻轻叩击百会穴，每次 10 下，然后左右各按摩 50 次。最好睡前按摩。在按摩前，先用温水泡脚 15~30 分钟，以全身微微出汗为度，或者先听一些轻松的音乐，然后进行百会穴位按摩。

【功效】安神益智、改善睡眠。

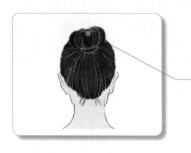

百会穴　将两边的耳郭向前对折，耳尖处在头顶的连线与头部前后正中线的交点，就是本穴。

视频取穴

◎ 安眠好方法：泡脚踏石、睡前梳头

很多人有睡前泡脚的习惯，如果想睡得更踏实，不妨在水里面再加入点鹅卵石。通过踩石，刺激脚部穴位，达到全身保健的目的，既可安神改善睡眠，还可以祛病，延年益寿。

热水泡脚，如同用艾条"温灸"脚上的穴位，脚踏在鹅卵石上，则可以刺激脚底的穴位（涌泉穴、然谷穴、太溪穴等）或脚底反应区，起到类似足底按摩和针灸的作用，从而促进人体脉络贯通，达到交通心肾、疏肝理气、宁心安神的作用，进而改善睡眠。

除了这个方法，还可以采取晚上梳头的方法，对睡眠也有改善作用。中医认为通过梳头的按摩刺激作用，可以起到平肝、熄风、开窍守神、止痛明目的作用。对于调理五脏，稳定情绪，改善睡眠，也有辅助治疗作用。

方法：可使用木梳或牛角梳，先从额前往脑后梳，然后从两侧鬓角开始梳到后脑勺，重复动作 10 次左右，以感到头皮发热为度。

◎ 失眠调理食谱

枣仁百合枸杞茶

【材料】酸枣仁 20 克、百合花 10 克、枸杞 10 克、白糖少许。

【做法】上述 3 味材料水煮 10 分钟，放置代茶饮。

【功效】清心安神、补肝肾、改善睡眠。

【禁忌】心肝火旺、烦躁失眠者禁用。

牛奶百合莲子粥

【材料】百合 20 克、莲子 15 克、粳米 50 克、牛奶 250 克。

【做法】将百合、莲子、粳米洗净，放锅内煮，待煮熟后放入牛奶即可。

【功效】养心、健脾、安神，适合心悸失眠、食欲不振的人使用。

【禁忌】心烦便秘者不宜使用。

三仁安神汤

【材料】枣仁 20 克、柏子仁 30 克、杏仁 10 克、大枣 10 枚。

【做法】上述材料洗净，先用水煮枣仁、柏子仁、杏仁 20 分钟，煮熟后放入大枣再煮 5 分钟即可。每日一碗汤饮。

【功效】养心健脾、润肺安神，适合于心慌、容易受惊、睡眠不佳的人。

【禁忌】心烦燥热之人慎用。

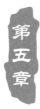

第五章

健康生活，无病到天年：
让身体从此远离湿邪

　　经常有人会发出这样的困惑："我怎么会湿病缠身呢？"实际上，这个问题的答案就在于我们自身。人体所产生的湿与我们生活规律的紊乱及不良习惯脱不开关系。我们可以从生活细节入手，通过一些小方法祛除湿邪。

扫一扫，听微课

爱生闷气 or 爱发火？小心甲状腺结节

除湿就在生活的细枝末节处

在日常生活中，一个人的心态、饮食、睡眠、排泄等与身体的代谢密切相关，如果以上各方面都运转良好，湿气就很难产生。但当正常的生活规律被打乱，湿气可能乘虚而入。

夏季如果一个人的饮食不知节制，多吃冷饮麻辣、烧烤等食物，同时喝凉茶、啤酒等，或者饥一顿饱一顿，加上多吹空调，往往会损伤脾胃。脾胃运化水湿功能下降，就会导致湿气加重。还有一些人平时大便稀溏不成形，而又没有及时调整，这样也会造成湿气内停。倘若平时睡眠不好，同样会影响到五脏的排湿功能，造成湿气在体内的积聚。

我们应该养成良好的饮食习惯，保持良好的睡眠、平和的心态，随时注意身体的变化，通过及时的调理让湿邪难以沾身。

◎ 不要酗酒，减少湿浊的沉积

中医认为，酒喝多了会滋长身体内的湿气。而且，过量饮酒容易损伤脾胃的消化功能，造成体内水湿或湿热的停留，时间一长，容易形成湿性或湿热体质。古人饮酒多以锡制酒壶在火上煮热或开水烫热后慢饮，还讲究饮食搭配。因为他们知道，喝冷酒容易生痰、生湿。在煮烫酒的过程中，由于加热，酒精会挥发一部分；吃菜后胃黏膜得到保护，酒精吸收较缓；温酒下肚，易于吸收循环，遍布周身。

对于不少人来说，祛湿首先要做的就是戒酒或者减少饮酒量，尤其不能酗酒，一旦因过量饮酒超出了身体排湿的能力，身体内的湿气只会越来越重。管住嘴，千万别让酒成为身体的负担。

◎ 少吸烟，避免湿热伤身

有人说，香烟是人际关系的"媒介"，吸烟还可以排遣不良情绪。不过，吸烟对于人体却有很大的危害。据有关资料统计，香烟燃烧时释放 38 种有毒化学物质，如焦油、尼古丁等，对口腔、喉部、气管、肺部均有损害。

烟雾通过呼吸道进入肺部，损伤肺气。肺气伤，水液代谢失常，则湿气内停。同时，吸烟容易引起口舌干燥，体内郁结的湿气往往会转化为湿热，吸烟的时间一长，导致湿热蕴结、阻滞气血、瘀血内结，身体出现各种病理变化，疾病丛生。

由此可见，吸烟是湿气内盛的原因之一，减少吸烟可有效避免湿邪对人体的伤害。

◎ 多晒太阳也可祛湿

湿属阴邪，晒太阳犹如一剂温热药物，有助于驱赶体内的湿气。

晒太阳有很多好处，可以帮助人体获得维生素 D，还可有效杀除皮肤上的细菌，增强皮肤的抵抗力，同时，晒太阳能够增强人体的免疫功能、增加吞噬细胞活力。尤其在冬季，多晒太阳可促进人体的血液循环，增强人体新陈代谢的能力，使人体感到舒展而舒适。

多晒太阳可以有效补充人体阳气，从而达到驱散湿邪的效果。

◎ 好好睡一觉，有助于祛湿

在繁重的工作压力和激烈的社会竞争压力下，有一些人因为湿重损害心脾功能，以至于睡眠质量不佳，影响正常的工作和生活。

我们医院收费处的小李，体重 200 多斤，最近状态不太好，收费时经常出差错，他特地找我咨询。经过询问得知，小李白天犯困，表现为上班时提不起精神，头脑昏昏沉沉，晚上睡觉不踏实，总是容易醒，此外，吃饭多了还经常腹胀、大便不成形。我很快找到了病因，对他说："你这是脾虚湿重的表现，脾气虚不能养心，湿气重则脾胃功能失调，脾胃不和则卧不安宁，所以睡眠不好。"

针对这样的情况，只有祛除湿气才能实现安稳睡眠。睡眠好了，心脾功能将逐步恢复，同时也更有助于祛除体内的湿气。于是，我照这个思路给小李提出了相应的建议。两周后，他感觉之前出现的各种症状明显好转，体重也有所下降。

心脾功能恢复了，体内的湿气才能更好地祛除。

扫一扫，看创意短视频

漱漱口，轻松解决牙龈肿痛

祛湿，一年四季都不可怠慢

人体的阳气和自然界的阳气相符，生于春，旺于夏，收于秋，而藏于冬。不过，祛湿是一年四季都不能怠慢的一件事情。

◎ 春天，要防寒防风湿

春季是万物复生的季节。告别了寒冷的冬季，大地阳气初生，天气逐渐变暖，但寒气却依然眷恋着大地。尤其是"倒春寒"，它的威力不容小觑，使得冬装迟迟不能卸去。春风带来了温暖，也带来了雨水，春风夹着寒湿成为这个季节的显著特点。于是，风寒湿邪往往乘虚伤人，一些患有风湿病的人在这个季节也容易复发。

随着雨水的增多，逐渐进入"百病好发"的时节。此时，要注意防寒、防潮、防淋雨，应时刻注意保暖，严防风湿类疾病的发生。

在春季，饮食要以清淡为主，少吃辛辣、油腻及冰冷的食物，多吃大枣、薏米等具有健脾益气、祛风除湿作用的食物。

在春暖花开的时节，还要注意加强锻炼和增加室外活动，做做体操、练练气功，增强体质及抗御风寒湿侵袭的能力。

◎ 夏天，莫贪凉，谨防寒湿

夏季最主要的特点就是热，人们往往首先想到的是预防中暑，对于防暑防热有警惕，对于在夏季肆虐的暑湿及寒湿却警惕不足。

在夏季，对于天气愈来愈炎热，随着生活水平的提升，利用空调纳凉已经成为夏季"标配"，冷饮、凉啤随手可取。与室外炎热形成对比的是，人们经常在空调房里凉爽一整天，冰爽的冷饮成为不少人的主要"配餐"。

实际上,三伏天昼夜吹空调容易让湿乘虚而入。尤其进入后半夜,随着室外温度的降低,人在低温的空调房间很容易受凉,夏季伤于寒湿的人不在少数。在夏季阳气浮越于外,身体处于外热内寒的状态,一味贪食冷饮、冷食,脾胃功能就很容易受到伤害,所以民间有"冬吃萝卜,夏吃姜"的说法,这也是在告诫我们夏季要尽量让肚子保暖,不要贪凉。

在长夏季节,也就是每年七八月份,我国广大地区开始雨水增多,防汛防涝的任务十分繁重。这个季节湿气太重,稍不小心就会导致人体的脾胃功能受到影响,而出现脾虚湿盛的病症,此时的防湿祛湿相当重要。

夏季防湿要心态平和,要保持规律性的生活作息习惯,还要清淡饮食,尤其要注意尽量少吃生冷的食物,当然也尽量保持较好的睡眠。

◎ 秋天,防秋燥也不能忽视防秋湿

秋季是阳气肃杀、阴气渐盛的季节,告别了炎炎夏日,天气逐渐转凉。此时,大地燥象丛生,人们普遍会感到口鼻干燥、皮肤干燥。在防燥的同时,也不能忽视了防湿。

立秋后,天气仍然稍显闷热,夏季的暑湿尚未完全消退。此时湿气弥漫,《黄帝内经》中说"秋伤于湿",指的正是这个时节。

在江河之滨或高山林茂之处,秋季湿浊熏蒸,很容易侵袭人体而导致肢体沉重、头重、食欲不振等。个人禀赋的不同也会让湿有可乘之机,有的人属于湿热体质,在秋季若不能避免湿热的侵袭,会呈现脾胃湿热的现象。

在秋季,仍不能对防湿掉以轻心。要注意饮食以及运动,千万别让"秋老虎"伤害你的身体。

◎ 冬天，防寒保暖是首要

冬季是一年中阴气最盛、气温最低的季节。冬季尽量避免阳气的外泄与损伤，中医有"补肾防寒"的说法，所以养肾固精是冬季的养生原则。

养肾固精，就是要以敛阴护阳为根本。《黄帝内经》指出："冬三月，此谓闭藏，水冰地坼，无扰乎阳，早卧晚起，必待日光。"在冬季要早睡，早晨可伴着太阳初升起床，时刻注意保暖，避免出汗，从而防止阳气外泄。

"冬季进补，开春打虎"，冬季进补就是通过补肾、养肾，使肾精充沛。可以吃一些营养丰富、热量高、易于消化的食物，如羊肉、猪肉一类。饮食上还能通过补脾达到补肾的效果，多吃温性运脾的食物，如粳米、山药、莲子、芡实等，或者鳝鱼、鲢鱼、鲤鱼、带鱼等。由于男女有肾阳、肾阴的不同，因此男女补益是有区别的。男子可选择鹿茸、肉苁蓉、补骨脂等补肾阳的药食同源类食物，女子则应选择枸杞子、熟地等补肾阴的药食同源产品。

俗话说："冬天动一动，少闹一场病，冬天懒一懒，多喝药一碗。"在冬季，要注意增强抗寒能力，可以采取适合于本人的锻炼方式，如八段锦、散步、慢跑、太极拳等，只要持之以恒，就能达到补肾健体的作用。

在情绪方面，冬季还要注意藏神，学会自我调节，保持平和心态。冬季昼短夜长，要防止季节性情感失调症，即冬季发生情绪抑郁、懒散嗜睡、昏昏沉沉等现象，多见于青年及女性。预防的主要方法包括多晒太阳，加强体育锻炼，调节自主神经功能，消除紧张、焦虑、抑郁情绪，多吃水果蔬菜等。

粗粮、素食是个好选择

在不知不觉中，很多人突然发现自己体内湿气很重，实际上，湿气并不是突然间就来了，很大程度上是因为不注重饮食细节引起的。最常见的就是喜欢吃冷饮、凉菜，还有的人喜欢喝啤酒、吃油腻食物等，这些都会影响到脾胃运化的功能，造成水湿内停，从而加重身体内的湿气。

想要远离湿气，应该在饮食方面有所注意。

◎ 多食粗，少食细

在日常饮食习惯中，多数人吃的是细粮。细粮口感好、热量高，但也容易助湿。与细粮相对，粗粮含有丰富的膳食纤维、人体所需的氨基酸、维生素和矿物质等多种营养成分，其中维生素和矿物质的含量要比精白米面多 3 倍左右。从营养上来说，粗粮要比精白米面的价值高。对于肥胖或脾胃功能不好的人，多吃粗粮会起到调养的作用。

除此以外，多吃水果蔬菜有助于清除体内堆积的毒素与废物；多吃菌类食物，诸如香菇、花菇、蘑菇、黑木耳等，可起到解毒、增强免疫机能和抑制癌细胞的作用；多吃海藻类食物，如海带、紫菜等，能促使体内的放射性物质随同排泄物排出人体；多吃赤小豆、红豆、薏米、绿豆、冬瓜、山药、白萝卜、红枣、海带等食物，有助于利湿健脾。

◎ 恰当吃素可避湿邪

俗语说："鱼生火，肉生痰，萝卜白菜保平安。"多吃鱼容易助热生火，多吃肉则助湿生痰，经常大鱼大肉可能会造成体内积热生痰，甚至逐渐形成痰湿、湿热的体质。湿热、痰湿是造成身体失调的重要病邪，尤其是痰湿重会伤脾胃、伤肺。

恰当吃素，可以清理和洗涤体内多余的湿热、痰湿等。可选择五谷杂粮、蔬菜、水果、菌类等食物，形成荤素搭配、恰当素食的饮食习惯，使湿热、痰湿及时排出，不在体内积蓄。

◎ 清利湿热是根本

对于湿热体质的人而言，寻找清利湿热的方法很重要，对不良饮食习惯的调整至关重要。必须戒除暴饮暴食、酗酒等习惯，少吃肥腻食品、甜味品，多吃青菜及苦味蔬菜。尽量少熬夜，不吃辛辣的食物，不吃冷饮，避免水湿内停或湿从外入。

改善湿热，可以多吃冬瓜、芹菜、玉米、马齿苋、扁豆、绿豆、红豆、薏米等健脾利湿、清利湿热的食物。

扫一扫，看创意短视频

小窍门让你缓解过敏性鼻炎

运动排湿，大汗淋漓并不可取

很多人以为运动可以祛湿减肥，于是每天大运动量活动，通过快跑几公里达到大汗淋漓的效果，以此达到排湿减肥的目的。然而这样做，很可能事与愿违，骤然出大汗，虽排出了体内的一些湿气，但气随湿而泄，湿的代谢通道有可能更加不通畅，导致湿气复聚。这也是为什么有的人即便每天快跑，也没减轻体重、祛除湿气的主要原因。

湿分内湿和外湿，内湿的产生与心、肝、脾胃、肺、肾五脏的功能失调有关，无论我们使用什么方法，都要在保护肺、脾、肾功能基础上进行，另外湿邪的特点是胶着难去，往往与热裹在一起，通常热去掉了，湿邪还在。所以运动祛湿是有窍门的。

汉代医圣张仲景在《伤寒杂病论》中曾指出，祛湿当以微微出汗为佳，不可令大汗淋漓，同时认为如果风湿在肌表，出大汗则风气去湿气在，病必不除。张仲景所言，既是根据湿的个性而言，又是传统中医经验的结晶，是我们祛湿所遵循的金科玉律。微微出汗，就是让体内的湿气慢慢蒸腾排出，解除了湿气的郁积，打通了代谢的通道，使得湿邪不再重新积聚，从根本上解除湿邪的危害。

平时运动要适度，中老年人可以采取散步的形式，年轻人可以采取慢跑、快走的形式，达到微微出汗的效果就可以了。俗话说："动则升阳"，运动可以生发阳气，阳气可以将滞留的湿邪缓缓蒸发掉。那我们应该如何运动祛湿呢？有下面六个要领。

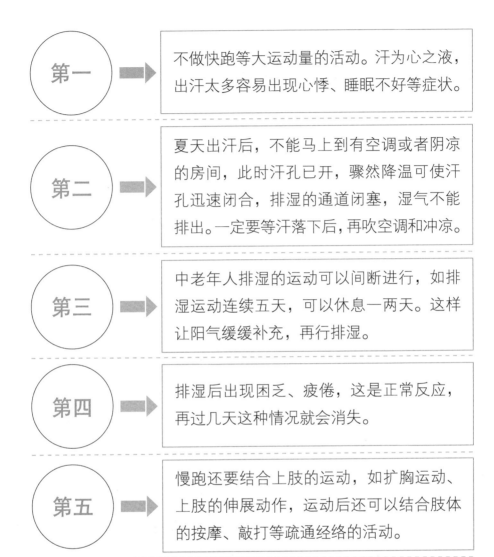

第一 不做快跑等大运动量的活动。汗为心之液，出汗太多容易出现心悸、睡眠不好等症状。

第二 夏天出汗后，不能马上到有空调或者阴凉的房间，此时汗孔已开，骤然降温可使汗孔迅速闭合，排湿的通道闭塞，湿气不能排出。一定要等汗落下后，再吹空调和冲凉。

第三 中老年人排湿的运动可以间断进行，如排湿运动连续五天，可以休息一两天。这样让阳气缓缓补充，再行排湿。

第四 排湿后出现困乏、疲倦，这是正常反应，再过几天这种情况就会消失。

第五 慢跑还要结合上肢的运动，如扩胸运动、上肢的伸展动作，运动后还可以结合肢体的按摩、敲打等疏通经络的活动。

第六 平时便秘的人，在跑步时，肠道蠕动加快，可以将体内的湿气及毒素排出体外，饮食上要避免油腻，防止湿气再积蓄。

除了慢跑、快走，还有瑜伽、游泳、太极、舞剑、跳绳、俯卧撑等，都是较好的运动方式，但都要以适度为宜。通过运动可以缓解压力，激发身体各器官的功能，提高免疫力，促使湿气的排出。

心情好，运送湿气的道路就畅通

在《黄帝内经》中这样说："百病生于气也，怒则气上，喜则气缓，悲则气消，恐则气下，惊则气乱，思则气结。"这些不良的情绪，会导致人的气机紊乱，内分泌失调，免疫功能下降，变生诸多疾病。

我们可能会发现有些人饮食习惯挺好，不过食肥甘厚腻之物，平时也爱运动，生活很有规律。按理说，他们的身体状态应该很好，但事实上有一部分人却有代谢类疾病，最重要的一个原因是他们的精神压力很大，情绪上的长期郁结，影响气机的运行，继而影响到身体的代谢功能。尤其是大城市里的年轻人，生活节奏快，工作压力大，不自觉地就会影响到情志问题，如果不注意调整，这些不良情绪就会对水湿在体内的代谢产生影响。

中医认为，肝主疏泄，负责调整情绪的变化，肝气郁结则情绪失常，肝气调达则心态平和。在水湿的代谢过程中，肝气疏泄，水路畅通，才能将那些水湿运送到该去的地方。

心情好了，肝气调达，水湿代谢将会得到调整与修复。排出体内湿气，除药物及其他方法外，心情的调节也起到一定的作用。陶弘景在《养生延寿录》中记载："养性之道，莫大忧愁大哀思，此所谓能中和，能中和者必久寿也。"就是说，我们要戒除大喜、大悲、大恐、大怒、大忧、大惊等心态，时时保持平和的心态。

有的人可能说了，他也想心情平和，但是心里很乱控制不住。我会给出建议，可以借助一些外在的小动作来修养身心，比如你可以通过练习写毛笔字来静心，或者通过调息打坐来平复心情。总之，选择适合你的方法，长期坚持下去，让浮躁的心情慢慢平静下来。

站桩：提高身体排湿、排毒能力

站桩是一种健身调理的方法。长时间的站立，可以使全身放松，使代谢系统、循环系统得到改善，从而提高了机体排湿排毒的能力。

我遇到过这样一个年轻人。他身材高挑，足有一米八，不胖不瘦，从交谈中知道，他以前体重90千克，近半年来，通过健身、站桩，体重减了20多千克。他说原本感觉体内湿气很重，身体沉重、懒惰，等到体重减下来后，精神状态也大有改善。

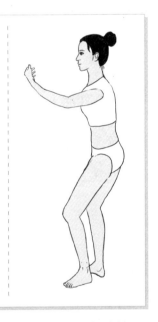

养生站桩的方法：首先两脚保持与肩同宽，双手抱于胸前，呈抱球状，双腿同时弯曲，膝盖不要超过脚尖，全身放轻松。手掌抱球若虚，当两个手掌心有一种酸楚的感觉时，可以将双臂举高或放低，举高不超过眼眉，放低不超过肚脐，双手可左右调整，达到动而有衡。站立时间可循序渐进，开始时10分钟，然后以5分钟为计增长，直至半小时。每天坚持一次或两次。

站桩不但可以增强脾胃的功能，还可以预防感冒，因为站桩可以将热量送达全身，使全身的皮肤汗孔打开，微微出汗，可起到调节全身气血的作用，从而增强抵抗力，预防感冒的发生。站桩还有降低血压，减轻心脏负荷，安神补脑的作用。长期坚持站桩可增强体内荷尔蒙分泌，延缓衰老。

5个小动作，把体内的湿气拍打出去

湿邪在体内，虽不会形成如江河奔涌之势，但终究会造成湿气弥漫，散于身体各处。湿邪黏滞，不易流动，因此正常排出有点难度，我们可以采取拍、敲等方法，使体内的湿邪动起来，通过身体的排湿口排出去。人体的经络中有多处可以排湿的穴位，我们可以把这些穴位视为排湿口。

我们介绍5个常见的排湿口，敲打这些穴位（排湿口）可以达到很好的祛湿效果。

 拍拍手。经常拍拍手，尤其是通过对大鱼际处的拍打，可以把滞留在体内的湿气拍出去。每次拍手300次，每日2~3次。

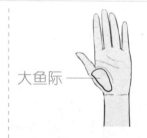

大鱼际

 拍打腋窝。腋窝的中点有个极泉穴，是心经的重要穴位，拍打这个穴位可改善心经血液循环，促使湿气的排出。每次拍打50次，每日2次。

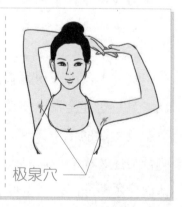

极泉穴

拍肘窝。肘窝是手太阴肺经、手厥阴心经经过的地方，拍打这个穴位，可以调理心肺，促使体内湿气的排出。每次拍打200下，每日2～3次。

　　按腹股沟。腹股沟处是肢体上下的通道，按揉这个部位，可以调动身体的排湿功能，加速气血运行，排出体内的湿气。每次按揉3分钟，每日2次。

　　敲打腘窝。在腘窝的中心点有一个委中穴，是人体最大的祛湿排污口，敲打这个穴位可以将体内的湿气顺利地排出来。每次敲打约5～10分钟，或直到出痧、有瘀斑为止，每周1次。

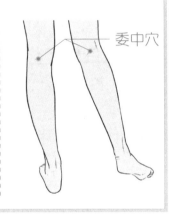

委中穴

扫一扫，看创意短视频

一杯茶缓解胃胀

图书在版编目（CIP）数据

别让湿气伤了你 / 苏凤哲著. -- 北京：石油工业
出版社, 2020.5

ISBN 978-7-5183-3612-8

Ⅰ.①别… Ⅱ.①苏… Ⅲ.①祛湿(中医) Ⅳ.①R256

中国版本图书馆CIP数据核字(2019)第198659号

别让湿气伤了你

苏凤哲　著

出版发行：石油工业出版社

（北京安定门外安华里 2 区 1 号100011）

网址：www.petropub.com

编辑部：（010）64523616　64252031

图书营销中心：（010）64523731　64523633

经　　销：全国新华书店

印　　刷：北京中石油彩色印刷有限责任公司

2020年 5 月第 1 版　2020年 10 月第 2 次印刷

710×1000毫米　开本：1/16　印张：12

字数：150千字

定价：49.00元

（如出现印装质量问题，我社图书营销中心负责调换）